I0055694

Pera · Schmiedebach

Medizinischer Wortschatz

Franz Pera · Heinz-Peter Schmiedebach

Medizinischer Wortschatz

Terminologie kompakt

2. Auflage

DE GRUYTER

Autoren

Prof. Dr. Franz Pera, Universitätsklinikum Münster, Institut für Anatomie, Vesaliusweg 2–4, 48149 Münster
E-mail: franz.pera@ukmuenster.de

Prof. Dr. Heinz-Peter Schmiedebach, Universitätsklinikum Hamburg-Eppendorf, Institut für Geschichte und Ethik der Medizin, Martinistraße 52, 20246 Hamburg
E-mail: p.schmiedebach@uke.uni-hamburg.de

Koautoren dieser Auflage

Prof. Dr. Hans-Peter Kröner, Universitätsklinikum Münster, Institut für Ethik, Geschichte und Theorie der Medizin, Von-Esmarch-Str. 62, 48149 Münster

Dr. Martin Langer, Universitätsklinikum Münster, Klinik und Poliklinik für Unfall-, Hand- und Wiederherstellungschirurgie, Waldeyerstraße 1, 48149 Münster

ISBN 978-3-11-022694-2
e-ISBN 978-3-11-022695-9

Library of Congress Cataloging-in-Publication Data

Pera, Franz.
Medizinischer Wortschatz / by Franz Pera, Heinz-Peter Schmiedebach.
p. cm.
ISBN 978-3-11-022694-2 (acid-free paper)
1. Medicine--Terminology. I. Schmiedebach, Heinz-Peter. II. Title.
R123.P447 2010
610.1'4--dc22
2010028784

Bibliografische Information der Deutschen Nationalbibliothek

Die Deutsche Nationalbibliothek verzeichnet diese Publikation in der Deutschen Nationalbibliografie; detaillierte bibliografische Daten sind im Internet über http://dnb.d-nb.de abrufbar.

Printed in Germany
Satz, Druck und Bindung: Druckhaus „Thomas Müntzer", Bad Langensalza

Vorwort zur 2. Auflage

Der „Medizinische Wortschatz" soll auch in der neuen Auflage vom Gewicht her ein Kitteltaschenbuch bleiben; daher müssen alle Wünsche nach größerer Ausführlichkeit und nach Abbildungen vorerst unerfüllt bleiben. Unser Hauptanliegen ist die Sprache, also steht die Etymologie der Fachbegriffe im Vordergrund.

Neu an dieser Auflage ist, dass nun auch viele der im Fachgebiet Physiologie verwendeten Fachbegriffe berücksichtigt wurden; um ca. 400 Termini ist die neue Auflage angewachsen. Neu sind auch die historische Einführung in die Medizinische Terminologie und die Grundlagen der lateinischen Grammatik.

Für die vielen zustimmenden und für die kritischen Kommentare zur 1. Auflage möchten wir unseren Lesern herzlich danken. Für konstruktive Vorschläge danken wir vor allem Prof. Klaus-Dietrich Fischer, Mainz. Mathias Wirth danken wir für die Korrekturlesung.

Münster und Hamburg,
im September 2010

Franz Pera,
Heinz-Peter Schmiedebach

Vorwort zur 1. Auflage

Präzision in der Wahl der Fachbegriffe kann in der Medizin manchmal lebensentscheidend sein, und Korrektheit im Gebrauch der lateinischen und womöglich auch der griechischen Sprachregeln gilt immer noch als Gütezeichen einer umfassenden ärztlichen Ausbildung und eines guten Allgemeinwissens. Die Erfahrung eines langen Hochschullehrerlebens zeigt uns jedoch: zwischen Anspruch und Wirklichkeit liegen oft Welten.

Das vorliegende Buch ist eine stark erweiterte Fassung des Glossars im Lehrbuch „Waldeyer: Anatomie des Menschen, 17. Auflage". Ein Glossar (*glossarium*, von griechisch *glossa*: Zunge, Sprache, fremdartiges Wort) ist eine Liste von Wörtern mit Erklärungen.

Der Medizinische Wortschatz möchte nicht in Konkurrenz zu den großen und etablierten medizinischen Wörterbüchern treten, auch nicht zu Internetmedien wie Wikipedia, weder im Umfang noch in der Dichte der medizinischen Informationen. Unser Anliegen ist es, den heutigen Studierenden der Medizin und Zahnmedizin, aber auch anderen an der Medizin Interessierten, die Scheu vor den medizinischen Begriffen zu nehmen, die zum großen Teil in einer Zeit entstanden sind, als Latein- und Griechischkenntnisse noch zu den Selbstverständlichkeiten der gebildeten Jugend gehörten. Daher möchten wir die in der Medizin verwendeten anatomischen und klinischen Begriffe vor allem auf ihre sprachliche Herkunft zurückführen, aber auch auf ihre historischen und mythologischen Zusammenhänge. Wir bekennen gern: es ist mühsam, aber auch reizvoll, in geeigneten Quellen die Wurzeln unseres heutigen Wissens zu erkunden.

Wir bitten die Leserinnen und Leser herzlich um Rückäußerungen, wenn sie Fehler in unserem Opus entdecken, wenn sie weitere Fachwörter vorschlagen, deren sprachliche Herkunft geklärt werden sollte, und, natürlich besonders willkommen, wenn sie dabei zur aktiven Mitarbeit mit uns bereit sind.

Münster und Hamburg,
im September 2007

Franz Pera,
Heinz-Peter Schmiedebach

Fachsprache und Kursus der Medizinischen Terminologie

Seit nunmehr knapp vierzig Jahren existiert der Kursus der Medizinischen Terminologie. Auch in der neuesten Version der Approbationsordnung für Ärzte ist er als obligate Lehrveranstaltung im ersten Semester des Medizinstudiums für Studierende ohne Lateinkenntnisse wie auch für diejenigen mit entsprechender Vorbildung vertreten. Obwohl dieser Kurs also noch jungen Datums ist, ist die medizinische Fachsprache in ihren Wurzeln in unserem Kulturkreis bis in das fünfte vorchristliche Jahrhundert zurückzuverfolgen. Die Genese dieser Fachsprache ist untrennbar verbunden mit der schriftlichen Überlieferung des empirisch ermittelten und gesammelten Wissens und damit mit der frühen Herausbildung des ärztlichen Berufes, der sich nunmehr vom Priesterheiler, Schamanen und anderen Heilpersonen abgrenzte. Im griechisch verfassten Corpus Hippocraticum, einer Sammlung von etwa siebzig Texten unterschiedlicher Herkunft, in denen erstmals die Genese von Krankheiten auf eine rationale Weise und als Störung natürlicher Prozesse bestimmt und damit aus der Macht der Götter und ihren Taten entfernt wurde, sind die Grundlagen der medizinischen Fachsprache für unseren Kulturkreis zu finden. Jedoch sind keineswegs nur die medizinischen Texte im engeren Sinne für die Generierung der medizinischen Fachsprache von Bedeutung, sondern auch z.B. die naturphilosophischen Schriften eines Aristoteles, der sich nicht nur mit dem Körper und seinen Teilen auseinandersetzte und diese mit Bezeichnungen versah, sondern auch Vorstellungen über den Zusammenhang der Teile und ihr Funktionieren äußerte. Diese theoretischen Grundlagen haben auch die Bildung verschiedener Termini der medizinischen Fachsprache geprägt. Ein Zugang zur Etymologie dieser Begriffe verlangt also auch eine Auseinandersetzung mit den zeitgenössischen Körpermodellen und den Ansichten zur Funktionsweise der lebenden Materie.

Der Begriff „Parenchym“ beispielsweise, der von dem Anatomen und Arzt Erasistratos, der um 280 v.Chr. lebte, stammt, leitet sich im Griechischen von „parencheo“ her, was soviel bedeutet wie „daneben hingießen“. Diese Wortschöpfung beruht auf der damaligen Vorstellung, dass die Entstehung der Organe mit einem Blutaustritt aus den Gefäßen beginne. Das sich neben die Gefäße in die feinen Zwischenräume der

Gewebe ergießende Blut sollte sich nach dieser Vorstellung dort erhärten und so zum Wachstum und zur Bildung der organischen Substanzen beitragen. Das Wort „gloutos" bedeutet bei Homer die Hinterbacke und bei Galen von Pergamon, der im zweiten nachchristlichen Jahrhundert lebte, erhält es seine Beutung für die Gesäßmuskulatur, die in differenzierter Form bis heute Gültigkeit besitzt. Galen hat versucht, das medizinische Wissen seines Zeitalters zusammenzufassen. Durch sein gewaltiges Werk beeinflusste er sowohl die medizinische Terminologie als auch die anatomische Nomenklatur für Jahrhunderte maßgeblich.

Mit der Ausdehnung der römischen Herrschaft in den östlichen Mittelmeerraum kam es auch zur Aneignung des dortigen Wissens und der Kultur. Diese Adaption zeigte sich zunächst in einer regen Übersetzertätigkeit. In diesem Zusammenhang ist der römische Enzyklopädist Celsus, der in der ersten Hälfte des ersten nachchristlichen Jahrhunderts wirkte, besonders bedeutsam, da sich aus seinem Werk der Teil über die Heilkunst vollständig erhalten hat. Er behielt einen Teil der griechischen Fachausdrücke bei, übersetzte andere aber ins Lateinische. Die griechischen Termini, die er bewahrte, wurden zu einem großen Teil in eine latinisierte Form gebracht. Viele der heute noch benutzten Fachwörter, die aus dem Griechischen stammen, sind in dieser latinisierten Form überliefert.

Das mittelalterliche Latein war das allgemeine Verständigungsmittel im politischen, kirchlichen und auch wissenschaftlichen Leben. Sämtliche medizinischen Werke wie auch die Abhandlungen zur Naturforschung wurden in diesem Latein verfasst. Die mittelalterliche Medizin war aber zudem noch von der Kultur und Sprache der Araber beeinflusst, die als unmittelbare Erben des griechischen und byzantinischen Wissens dieses zunächst im arabischen Gewand wieder nach Europa transportierten. Die arabischen Kompendien der galenischen Anatomie, die medizinischen Schriften des Avicenna und Rhazes aus dem neunten und zehnten Jahrhundert gehörten nicht selten zu den Grundausstattungen der medizinischen Bibliotheken der sich ab dem 12. Jahrhundert in Europa formierenden mittelalterlichen universitären Medizin. Mit der Übersetzung solcher Schriften sind auch zahlreiche arabische Begriffe in die anatomische Nomenklatur eingegangen, so dass auch das Arabische in latinisierter Form seine Spuren hinterlassen hat.

Mit der Renaissance und dem Humanismus wird das Latein unter Rückbesinnung auf die antike klassische Form erneuert. Das nunmehr in einer neuen Übersichtlichkeit und Klarheit erscheinende Latein blieb die Gelehrtensprache der folgenden Jahrhunderte. Erst mit der Ausdehnung des wissenschaftlichen Wissens in Folge der Aufklärung ging man bei den Publikationen und im Unterricht auf die einzelnen Landessprachen über. In Deutschland haben die Mediziner jedoch noch lange am Latein festgehalten, das sich aber mehr und mehr von der klassischen Form entfernte. Noch bis zur Mitte des 19. Jahrhunderts führte man teilweise den Unterricht in diesem Latein durch, in dem auch die medizinischen Doktorarbeiten verfasst wurden. Das kontinuierliche Festhalten an den anatomischen und klinischen Fachbegriffen, auch nach dem Übergang der wissenschaftlichen Veröffentlichungen in die Landessprachen, nützte der internationalen Verständigung sehr. Dennoch hat die ständig wachsende medizinische Forschung seit den Zeiten des Anatomen Vesal (-ius?) im 16. Jahrhundert und den physiologischen Forschungen von William Harvey, der im 17. Jahrhundert durch seine experimentellen Arbeiten den Kreislauf im tierischen Organismus evident machte, zu einem Phänomen geführt, das der Klarheit der Fachsprache und einer mühelosen Verständigung eher abträglich war. Es bildete sich für die einzelnen Körperteile eine Unzahl von Synonymen heraus, die häufig Irrtümer hervorbrachten. Zwar wurde das Problem verschiedentlich schon um die Jahrhundertmitte des 19. Jahrhunderts angesprochen, doch hatte erst der Wiener Anatom Josef Hyrtl mit seiner Forderung nach einer Reform der anatomischen Fachsprache im Jahr 1880 einen Erfolg. Es bildete sich eine von anatomischen Fachleuten besetzte Nomenklatur-Kommission, deren Vorschläge 1895 auf dem Anatomenkongress in Basel einstimmig angenommen wurden.

Die damit geschaffene Basler Nomina Anatomica (BNA) bereitete der Willkür in der Namensgebung innerhalb der makroskopischen Anatomie ein Ende und vereinheitlichte die Termini für solche anatomischen Strukturen, die bis dahin unter verschiedenen Namen bekannt waren. Insbesondere wurden die Eponyme, also die Bezeichnungen anatomischer Gebilde mit den Personennamen der Entdecker oder Erstbeschreiber, die als Eigennamen mit der umstrittenen Frage der Priorität der Entdeckung verknüpft waren, aus der Nomenklatur entfernt. Auf diese Weise wurden etwa 10.000 Bezeichnungen verworfen, weil sie entweder als Synonyme irreführend waren oder als Homonyme verschiedene anatomische Strukturen mit einem gleichlautenden Begriff versehen hatten. Man orientierte sich an der Einfachheit und Kürze der beizubehaltenden Termini, was allerdings bisweilen einen Verzicht auf die philologische Exaktheit mit sich brachte. Ab den 1920er Jahren wurden verschiedene Verbesserungen und Überarbeitungen vorgenommen, insbesondere, um eine weitere sprachliche Bereinigung zu erreichen und eine Übereinstimmung mit den Ausdrücken der vergleichenden Anatomie zu erzielen. Im Rahmen dieser Bemühungen wurde in Deutschland für einige Zeit eine eigene Jenenser Nomina Anatomica eingeführt; da aber die BNA sich in weiten Teilen der Welt durchgesetzt hatte, entschied man sich für eine laufende

Verbesserung der BNA. Auf dem 5. internationalen Anatomenkongress in Oxford wurde ein internationaler Nomenklatur-Ausschuss gebildet, dessen Vorschläge 1955 auf dem 6. internationalen Kongress in Paris angenommen wurden. In der Folgezeit wurde aber auch die Pariser Nomina Anatomica (PNA) immer wieder modifiziert. Gleichzeitig richtete man Unterkommissionen für die embryologische und histologische Nomenklatur ein. Obwohl auch diese Termini auf dem alten historischen Vokabular basierten, waren Histologie und Embryologie viel stärker zu Neubildungen auf den Grundlagen der griechischen Wortstämme gezwungen, da die antiken Ärzte und Naturforscher die Embryologie kaum und die Histologie und Zytologie gar nicht kannten. Trotz dieser seit dem 19. Jahrhundert feststellbaren dauernden Veränderungen und Angleichungen, die eine größere Klarheit, Vereinfachung der Handhabung und Verständigung zum Ziele haben, ist die anatomische Namensgebung immer eng mit den bedeutenden Epochen der Anatomiegeschichte verbunden geblieben.

Es versteht sich, dass diese umfassende historische Grundlage der medizinischen Fachsprache in sehr unterschiedlicher Weise im Kursus der Medizinischen Terminologie zum Ausdruck kommen kann. Ein Blick auf die konkrete Gestaltung dieser Kurse zeigt, dass diese an den verschiedenen medizinischen Fakultäten sehr unterschiedlich gehandhabt wird. Das Spektrum reicht von intensiver Abstimmung mit den Inhalten der Lehrveranstaltungen der Anatomie bis hin zu ausgefeilten Lehrangeboten im Rahmen eines E-Learning-Programms. Mit der Etablierung dieses Kursus am Anfang der 1970er Jahre machte man einen Schritt weg von der Schulausbildung im klassischen Latein als Voraussetzung zum Medizinstudium hin zu einer mehr an den konkreten Anforderungen der Medizin orientierten Grundausbildung in der medizinischen Fachsprache, die nunmehr ins medizinische Curriculum integriert war. Diese Fachsprache wird aus fachspezifischen Termini gebildet, die aber in eine muttersprachliche Syntax eingebunden sind; ja aus der Alltagssprache können Begriffe in die Fachsprache integriert werden, die in besonderer Bedeutung erscheinen, wie z.B. der Terminus „Kultur“. In den Kursen der medizinischen Terminologie werden im Allgemeinen aber keine sprachtheoretischen oder -philosophischen Inhalte erörtert oder Überlegungen zu den sozialen Funktionen der Fachsprachen angestellt.

Der Gebrauch der Fachsprache kann einerseits z.B. zur Herausbildung und Aufrechterhaltung einer korporativen Identität des Ärztestandes beisteuern, andererseits aber den Nicht-Fachkundigen von der Kommunikation ausschließen, was besonders im Hinblick auf eine Erfolg versprechende Arzt-Patient-Kommunikation zu Problemen führen kann. Meistens werden in eher reduzierter und pragmatischer Weise unter den

Schlagworten Formenlehre und Wortbildungslehre zum einen die anatomischen Termini mit ihrer Herkunft aus dem Lateinischen und zum anderen die klinischen Begriffe, die in den allermeisten Fällen aus griechischen Wortbestandteilen zusammengesetzt sind, abgehandelt. Schließlich können noch einige weitere Gebiete, je nach dem gegebenen Zeitrahmen, hinzugefügt werden, wie z.B. die Synonymenlehre. Manchmal ist ein Großteil des Unterrichts, insbesondere wenn keine Lateinvorkenntnisse gegeben sind, mit dem Üben der ungewohnten Begriffe ausgefüllt. Einigen Studierenden macht dabei nicht nur die Grammatik Schwierigkeiten, sondern auch der Umstand, dass die muttersprachlichen Begriffe in vielen Fällen keine direkten Übersetzungen der Fachtermini sind, sondern eigenständige Wörter, die auch eine eigene von der Entwicklung des Fachterminus unabhängige Überlieferungsgeschichte aufweisen.

Keineswegs muss der Unterricht auf reine Grammatik- und Übersetzungsübungen reduziert werden. Vielmehr bildet die Terminologie – freilich verbunden mit einigem Organisations- und Koordinierungsaufwand – auch die Chance zu einem integrierten Unterricht, der auch andere Fachinhalte sowohl aus dem Fächerspektrum des Abschnitts Medizin I wie auch aus dem der Medizin II in den Kursus der medizinischen Terminologie einbringt. Die vielfach auch im ersten Semester durchgeführten anatomischen Vorlesungen und Übungen bieten sich zu einer Vernetzung an: die abstrakten Begriffe können auf diese Weise mit konkreten Bildern und Strukturen versehen werden. Bei der Abhandlung der klinischen Termini ist es möglich, im Sinne propädeutischer Lehre Beziehungen zu Krankheitsbildern, Untersuchungsmethoden, Differentialdiagnosen etc. herzustellen. Schließlich bieten viele Termini die Chance, auch historische, kulturelle und ethische Aspekte zu thematisieren oder das Verhältnis zwischen dem bezeichnendem Wort und der bezeichneten Struktur und den Wandel dieses Verhältnisses im Laufe der Zeit und vor dem Hintergrund wissenschaftlicher Veränderungen zu erörtern. Egal, wie im einzelnen die Gestaltung des Kursus auch aussehen wird – für die Studierenden ist eine Kenntnis der einzelnen Termini technici unumgänglich.

Grammatik kompakt

Die Fachausdrücke der medizinischen Fachsprache stammen überwiegend aus der lateinischen und griechischen Sprache. Unabhängig von ihrer Herkunft folgen alle medizinischen Fachausdrücke in Grammatik und Betonung den Regeln des Lateinischen. Substantive wie Adjektive werden in ihrer Form also durch Geschlecht (Genus), Fall (Casus) und Zahl (Numerus) bestimmt. Das Lateinische kennt keine Artikel, unterscheidet jedoch wie im deutschen drei Geschlechter. Die Deklination von Substantiven, Adjektiven und Partizipien geschieht im Lateinischen durch die Veränderung der Wortendung. Je nach dem Auslaut des Wortstammes, den man durch Wegnehmen der Genitiv-Plural-Endung (entweder -rum oder -um) erhält, werden verschiedene Deklinationsklassen unterschieden. Da man in der medizinischen Fachsprache nur die beiden ersten Casus benötigt, sind auch nur diese im folgenden Schema berücksichtigt.

a-Deklination (Substantive und feminine Form von Adjektiven)

	Singular	Plural
Nominativ	**vena** *f.*	**venae**
Genitiv	**venae**	**vena-rum**

o-Deklination (Substantive, maskuline und neutrale Form von Adjektiven)

	Singular	Plural
Nominativ	**musculus** *m.*	**musculi**
Genitiv	**musculi**	**musculo-rum**
Nominativ	**dorsum** *n.*	**dorsa**
Genitiv	**dorsi**	**dorso-rum**

Konsonantische Deklination (Substantive und Adjektive im Komparativ für alle drei Geschlechter)

	Singular	Plural
Nominativ	**rotator** *m.*	**rotatores**
Genitiv	**rotatoris**	**rotator-um**
Nominativ	**abductio** *f.*	**abductiones**
Genitiv	**abductionis**	**abduction-um**
Nominativ	**genus** *n.*	**genera**
Genitiv	**generis**	**gener-um**

Gemischte Deklination (Substantive und Partizip Präsens in maskuliner und femininer Form)

	Singular	Plural
Nominativ	**auris** *f.*	**aures**
Genitiv	**auris**	**auri-um**
Nominativ	**dens** *m.*	**dentes**
Genitiv	**dentis**	**denti-um**

i-Deklination (Substantive und zweiendige Adjektive in allen drei Geschlechtern, Partizip Präsens in Neutrumform)

	Singular	Plural
Nominativ	**pelvis** *f.*	**pelves**
Genitiv	**pelvis**	**pelvi-um**
Nominativ	**rete** *n.*	**retia**
Genitiv	**retis**	**reti-um**

u-Deklination (Substantive)

	Singular	Plural
Nominativ	**ductus** *m.*	**ductus**
Genitiv	**ductus**	**ductu-um**
Nominativ	**genu** *n.*	**genua**
Genitiv	**genus**	**genu-um**

e-Deklination (Substantive)

	Singular	Plural
Nominativ	**facies** *f.*	**facies**
Genitiv	**faciei**	**facie-rum**

Betonung

Da lateinische Wörter entweder auf der zweitletzten oder drittletzten Silbe betont werden, liegt die Betonung bei zweisilbigen Wörtern immer auf der ersten Silbe. Bei mehr als zweisilbigen Wörtern wird die zweitletzte Silbe betont, wenn diese lang ist. Ist diese kurz, erfolgt die Betonung der drittletzten Silbe. In einigen Fällen kann die Länge der vorletzten Silbe nach folgenden Regeln ermittelt werden. Ein Vokal vor einem Vokal ist kurz (z.B. linea). Lang ist eine Silbe, wenn in ihr ein Diphthong (Doppelvokal) vorkommt (z.B. ae oder oe; glutaeus), wobei in der neuesten anatomischen Nomenklatur die Diphthonge vereinfacht zu einem langen e werden (z.B. gluteus), aber die Betonung beibehalten wird. Zwei aufeinander folgende Konsonanten längen eine Silbe (z.B. cerebe***ll***um, ligame***nt***um). Allerdings gibt es von dieser Regel auch Ausnahmen, dann nämlich, wenn Verschlusslaute (b, p, d, t, g, c, ph, th, ch) und Fließlaute (r, l) in dieser Reihenfolge aufeinander treffen. In einem solchen Fall längen sie die Silbe nicht (z.B. cerebrum). Die Betonung liegt dann auf der drittletzte Silbe.

Abkürzungen

engl.	englisch
frz.	französisch
gr.	griechisch
ohne Angabe	lateinisch
m.	maskulin
f.	feminin
n.	neutrum
(!)	Achtung, anderes Wortgeschlecht als der deutsche Begriff
pl.	Plural
comp.	Komparativ
sup.	Superlativ
dimin.	Diminutiv (Verkleinerungsform)
i.e.S.	im engeren Sinn
allg.	allgemein
anat.	anatomisch
biol.	biologisch
med.	medizinisch
m lat.	mittellateinisch
physik.	physikalisch
physiol.	physiologisch
zahnmed.	zahnmedizinisch
s.	siehe
v.	von

A

a-, **an-** (gr.): un-, nicht-, ohne, Verneinung (alpha privativum)
a-, **ab-**: von, weg-, ab
Abasie *f.*: Unvermögen zu gehen (gr. a; gr. baino: gehen, gr. basis *f.*: Schritt, Gang, Grundlage)
abdomen, inis *n.*: Bauch
abducens, entis: wegführend, zur Seite spreizend (abduco, duci, ductum: wegführen, abwändig machen). **abductor**, oris *m.*: Abspreizer, Wegzieher
Aberration *f.*: *biol.* Abweichung von der üblichen Form bei Pflanzen und Tieren; *genet.* Veränderung der Anzahl oder Struktur der Chromosomen (aberratio *f.*: Abirrung, Abweichung, Entfernung)
ablatio, onis *f.*: das Wegbringen, Entfernen, Abtragen; med. Amputat, Abtragung (aufero, abstuli, ablatum: wegtragen, wegbringen)
abortus, ūs *m.*: Fehlgeburt
abrasio, onis *f.*: Abschabung, Ausschabung (abrado, rasi, rasum: abkratzen)
abscessus, ūs *m.*: Eiteransammlung in einer durch krankhafte Vorgänge entstandenen geschlossenen Höhle (abscedo, cessi, cessum: weggehen, abziehen)
Absorption *f.*: Lösung von Gasen in Flüssigkeiten und festen Stoffen, Schwächung von Wellen- und Korpuskularstrahlung beim Durchgang durch Materie (absorbeo: verschlucken, aufsaugen)
accessorius, a, um: hinzutretend, zusätzlich, unterstützend
accumbens, entis: anliegend, sich anlagernd (accumbo: sich hinlegen, sich lagern). Nucleus accumbens (septi): der gemeinsame basale Teil von Nucleus caudatus und Putamen, der nicht von der Capsula interna durchbrochen wird; er grenzt an das medial gelegene Septum pellucidum
acervulus, i *m.*: Häufchen; anat.: Hirnsand im Corpus pineale (dimin. von acervus, i m. Haufen)
acetabulum, i *n.*: Essiggefäß, Schälchen
Achalasie *f.*: Unfähigkeit der glatten Muskulatur, sich zu entspannen (gr. a; chalaros: schlaff, locker)
Achilles, Achilleus: in der griech. Mythologie Sohn des Peleus und der Meeresnymphe Thetis. Als Sohn eines menschlichen Vaters und einer göttlichen Mutter war er sterblich. Thetis tauchte ihn als Säugling in die Styx, um ihn zumindest unverwundbar zu machen. Die Stelle an der Ferse, an der sie ihn mit der Hand hielt, blieb jedoch vom Wasser

des Flusses unbenetzt und die einzige verwundbare Stelle des Achilleus: die Achillesferse

acidophil: Synonym: oxyphil: mit sauren Farbstoffen färbbar (acidus, a um: sauer; gr. oxys: scharf, herb, sauer; ~phil: gr. phileo: lieben, zugetan sein)

acinus, i *m.*: kleine Beere, Weinbeere; beerenförmiges Endstück seröser Drüsen

acro-: Spitze, Höhe, äußerstes Ende (gr. akron *n.*)

Acromegalie *f.*: Größenzunahme der „Akren" (Endigungen) des Körpers (Nase, Ohren, Kinn, Hände, Füße) bei Überschuss an Wachstumshormon beim Erwachsenen (gr. akron; megalo-: groß-)

acromion, i *n.* (gr. akron; omos *m.*: Schulter, Achsel): Schulterhöhe

Acropodium: Fußspitze, Hand (Begriff aus der vergleichenden Anatomie. „Das Gliedmaßenskelett in Vorder- und Hinterextremität zeigt sehr große Übereinstimmung, besonders bei primitiven Tetrapoda") (Starck, 1979). (gr. akron; ~podium von pus, podos *m.*: Fuß.). **Acrosom** *n.*: Kappe auf dem Spermienkopf (gr. akron; soma)

acusticus, a, um: Gehör- (gr. akuo: hören; akustos: hörbar)

acutus, a, um: spitz, scharf

ad: an, hinzu, heran

adamantinus, a, um: Schmelz bildend (gr. adamas, antos *m.*: Stahl). **Adamantoblast** *m.*: Schmelz bildende Zelle

Adamsapfel: ursprünglich (arabisch) „Apfel des Mannes" (Pomum viri), getreu des Schöpfungstextes, wonach Adam auf den Ruf Gottes: wo bist du? ein Teil des verbotenen Apfels im Hals stecken blieb, wurde der arabische Begriff (arab. adam: Mann) von mittelalterlichen Mönchen in Pomum adami (Adamsapfel) übersetzt.

Adaptation *f.*: Anpassungsvermögen; beim Auge an Helligkeit (adapto: anpassen)

adductor, oris m.: heran- (an den Rumpf, an die Körpermitte) führend

Adenitis: Drüsenentzündung. **adeno-**: Drüsen- (gr. aden, adenos *m./f.*: Drüse). **adenoid**: Drüsen-ähnlich, Lymphknotenähnlich (veraltet: „Lymphdrüsen"). **Adenom**: aus Drüsengewebe hervorgegangener Tumor

adeps, adipis *m./f.*: Fett

adhaerens, entis: anhaftend. **adhaesio**, onis *f.*: das aneinander Haften

Adiadochokinese *f.*: Unfähigkeit, antagonistische Bewegungen schnell durchzuführen (gr. a; diadochos: aufeinander folgend, abwechselnd; kinesis *f.*: Bewegung)

Adipositas *f.*: Fettleibigkeit, Fettsucht (adiposus, a, um: fetthaltig, fettreich)

aditus, ūs *m.*: Zugang, Zutritt

Adiuretin: die Diurese hemmendes Hormon des Hypophysen

hinterlappens (anti-diuretisches Hormon)

adminiculum, i *n.*: Stütze

Adnexe: Anhangsgebilde. Vor allem gebraucht für die Anhangsgebilde des Uterus: Eierstock, Eileiter, Epoophoron mit Bändern und Peritonealanteilen (annecto, nexui, nexum: anknüpfen, verbinden). **Adnexitis**, *pl.* iden *f.*: Entzündung der Adnexe, v.a. des Eileiters (Salpingitis) (-itis)

Adrenalin: Hormon des Nebennierenmarks (ad: bei, nahe an; ren, renis m.: Niere). **Adrenokortikotropin** *n.*: adrenokortikotropes Hormon (ACTH); Peptidhormon des Hypophysenvorderlappens mit Wirkung auf die Nebennierenrinde (cortex, corticis *m.*: Rinde; gr. tropos *m.*: Richtung)

adultus, a, um: erwachsen

Adventitia, ae *f.*: Kurzform v. Tunica adventitia: bindegewebige äußere Verbindungsschicht eines Organs oder Gefäßes. **adventitius**, a, um: von außen kommend, hinzukommend

~**aemie** f.: Blut- (gr. haima *n.*: Blut)

aequus, a, um: gleich

aerob: auf das Vorhandensein von Sauerstoff angewiesen (gr. aer, aeros *m.*; Luft)

afferens, entis: zu-, hinführend

~**affin**: Neigung zu einer Verbindung (affinitas, atis *f.*: Verwandtschaft)

affixus, a, um: angeheftet, befestigt (affigo, fixi, fixum: an etwas anheften, fesseln)

Aganglionose *f.*: Fehlen der Neurone (Ganglienzellen und ihre Fortsätze) im enterischen Nervensystem (gr. a; ganglion *n.*: Nervenknoten)

Agenesie *f.*: Fehlen einer Organanlage (gr. a; genesis: Entstehung)

Ageusie *f.*: Ausfall des Geschmackssinns (gr. geusis *f.*: das Kosten, Geschmack)

agger, eris *m.*: Erde, Wall, Erhöhung

Agglutination *f.*: Verklumpung von Zellen (agglutino: anleimen, anheften; glutén, ínis *n.*: Leim, Kitt)

Aggregation *f.*: Anhäufung, Haufenbildung (aggrego: beigesellen, anschließen). **aggregatus**, a, um: geschart, angeschlossen

agitans: erregt, unruhig (agito: in Bewegung setzen, vor sich hertreiben, hin und her bewegen)

agnosia *f.* (gr.): das Nichterkennen; Störung des Erkennens trotz intakter Wahrnehmung

Agranulozytose *f.*: Mangel an Granulozyten (a; granulum, i *n.*: Körnchen; zyt-: Zelle)

Agraphie *f.*: Verlust des Schreibvermögens (bei erhaltener Intelligenz und peripherer Bewegungsfähigkeit (gr. a; grapho: schreiben, ritzen, malen, zeichnen)

Akapnie *f.*: Fehlen von Kohlendioxid im Blut (gr. a-; gr. kapnos *m.*: Rauch, Dunst)

Akinese *f.*: hochgradige Bewegungsarmut bis Bewegungslosigkeit (gr. a; kineo: in Bewegung setzen, bewegen)

Akkommodation *f.*: Anpassung (z.B. der Augenlinse an die Entfernung, i.e.S. von der Ferne in die Nähe) (accommodo: sich anpassen, an etwas anpassen)
Akne *f.*: Hautfinnenausschlag (gr. akme *f.*: Spitze)
Akranie *f.*: Fehlbildung mit vollständigem oder teilweisen Fehlen des Schädels (gr. a; kranion *n.*: Schädel)
akro-: s. acro
Akupunktur *f.*: Stichelbehandlung der traditionellen chinesischen Medizin (acus, ūs *f.*: Nadel; pungo, pupugi, punctum: stechen)
Akzeleration *f.*: Beschleunigung, Entwicklungsbeschleunigung (accelero: beschleunigen, eilen)
akzessorisch: zusätzlich (accessorius)
ala, ae *f.*: Flügel. **alaeque nasi**: ... und des Nasenflügels. ~que (= und, sowie) verbindet zwei Begriffe zu einem zusammengehörigen Ganzen. **alatus**, a, um: geflügelt, mit Flügeln. **alaris**, e: Flügel-, zum Flügel gehörend, flügelförmig
alaktazide Phase: kein Anstieg des Milchsäurespiegels in Blut und Muskel. Laktat: Salz der Milchsäure (gr. a; lac, lactis *n.*: Milch; acidus, a, um: sauer)
albicans, antis: weißlich, weiß schimmernd. **Albino**: Mensch od. Tier mit fehlender Farbstoffbildung. **albugineus**, a, um: weißlich. **albus**, a, um: weiß. **Albuminurie** *f.*: Ausscheidung von Albumin (ein globuläres Protein) im Urin (gr. uron *n.*: Harn, Urin)
Alexie *f.*: Leseschwäche, Buchstaben- oder Wortblindheit (gr. a; lexis, eos *f.*: das Lesen)
Algesie *f.*: Schmerz (gr. algesis *f.* = algos *n.*: Schmerz). **~algie** f.: -Schmerz (gr. algeo: Schmerz empfinden, leiden)
alimentär: mit der Ernährung zusammenhängend, ernährungsbedingt (alimentum, i *n.*: Nahrungsmittel, Pflegegeld)
~alis, e: Suffix, das eine Beziehung oder Zugehörigkeit ausdrückt
allantois, idis *f.*: Urharnsack (gr. allas, allantos *m.*: Wurst; eides: ähnlich)
Allergie *f.*: veränderte Reaktionslage des Organismus nach vorausgegangenem Kontakt mit Antigenen (gr. allos: anders, fremd; ergon: Werk, Tat)
Allocortex *m.*: phylogenetisch ältere Hirnrinde mit anders (einfacher) strukturierter Zytoarchitektonik als im Isocortex (cortex, icis *m.*: Rinde). **allogen**: von fremder Herkunft. **Allosterie** *f.*: *biochem.* Veränderung der Konformation unter Beeinflussung des aktiven Zentrums (gr. allos: anders; gr. stereos: fest, räumlich)
alternans, antis: abwechselnd (alterno: abwechseln, schwanken)
alveolaris, e: zu den Zahnalveolen bzw. zum Proc. alveolaris gehörend. **alveolus**, i *m.*: kleine Wanne. **alveus**, i *m.*: Mulde, Wanne; anat.: weiße Substanz

des nach außen gebogenen Cornu ammonis

amakrin: mit kurzen Fortsätzen (gr. a; makros: groß, lang; is, inos: Faser)

Amaurose *f.*: Erblindung (gr. amaurosis, eos *f.*: Verdunklung)

ambiens, entis: umgebend, umkreisend. **ambiguus**, a, um: zu zweien gehörend, zweiseitig

ambulant: 1. Nicht fest an einen Ort gebunden. 2. ohne stationäre Aufnahme im Krankenhaus (ambulo: umhergehen, wandern, lustwandeln)

Amelie *f.*: angeborenes Fehlen der Extremitäten (gr. a; melos: Glied)

Ameloblasten: Schmelz bildende Zellen (altengl. amel: Schmelz; gr. blastao: sprossen)

Amenorrhoe *f.*: Fehlen der monatlichen Periodenblutung (gr. a; men m.: Monat; rheo: fließen)

Ametropie *f.*: Fehlsichtigkeit bei Brechungsanomalien des Auges (gr. a; metron *n.*: Maß; ops, opos *n.*: Auge, Gesicht)

~ämie: Suffix für eine Eigenschaft, Veränderung oder Erkrankung des Blutes (gr. haima, haimatos *n.*: Blut)

Amitose *f.*: direkte Kernteilung ohne Sichtbarwerden von Chromosomen (gr. a; mitos *m.*: Faden)

Ammon: ägyptischer Gott, dessen heiliges Tier der Widder war. **Ammonshorn**: s. Cornu ammonis

Amnesie, **Amnesia** *f.*: Erinnerungsverlust (gr. a; mnesis *f.*: Erinnerung). **amnestisch**: den Erinnerungsverlust betreffend (gr. amnestia *f.*: das Vergessen)

Amnion *n.*: innere Eihaut, Fruchtwasserhaut (gr. amnion *n.*: Schafhaut). **Amniozentese** *f.*: Punktion der Fruchblase (gr. kenteo: stechen, durchstechen

amöboid: Amöben-ähnlich (Amöben: „Wechseltierchen", Protozoen; gr. amoibos: wechselnd)

amorph: formlos, ohne scharfe Begrenzung (gr. a; morphe *f.*: Gestalt)

Amotio *f.*: Ablösung (a: von, weg; motio, onis: Bewegung)

Amphiarthrose *f.* straffes Gelenk mit geringer Beweglichkeit (gr. amphi: um, herum, beide-, doppelt; arthron *n.*: Gelenk)

Amphibien: Lurche (gr. amphibios: doppellebig [zu Wasser und zu Land])

ampulla, ae *f.*: bauchiges, erweitertes Gefäß

amygdala, ae *f.*: Mandel (gr. amygdalon *n.*)

Amylase *f.*: Stärke spaltendes Enzym (gr. amylon *n.*: Stärkemehl, Stärke)

ana- (gr.).: hinauf, auf-, gegen

Anabolikum *n.*: Substanz, die den Aufbau von körpereigenem Gewebe vorwiegend durch eine verstärkte Proteinsynthese fördert (gr. anaballo: in die Höhe werfen; gr. anabole *f.*: Erdaufwurf, Wall)

anaerob: nicht auf das Vorhandensein von Sauerstoff angewiesen (gr. an; gr. aer, aeros *m.*: Luft)

Anämie *f.*: Anaemia; Blutarmut; Verminderung von Hämoglobinkonzentration, Erythrozytenzahl und/oder Hämatokrit unter die alters- und geschlechtsspezifischen Normwerte (gr. an-; gr. haima *n.*: Blut; gr. anaimos: blutleer)

Anaesthesie *f.*: Unempfindlichkeit; med.: Schmerzbetäubung (gr. anaisthesia *f.*: Unempfindlichkeit, Gefühllosigkeit)

analis, e: zum After gehörend, ringförmig

Analgie: Aufhebung der Schmerzempfindung (gr. an; algos *n.* (!): Schmerz)

Anaphylaxie: akute allergische Allgemeinreaktion (gr. ana: daneben; phylaxis *f.*: Schutz)

Anastomose *f.*: 1. natürliche Verbindung zwischen Blut- oder Lymphgefäßen oder Nerven; 2. chirurgisch angelegte Verbindung von Hohlorganen (gr. anastomosis *f.*: Eröffnung, Mündung)

anconaeus, a um: Ellenbogen- (gr. ankon, onos *m.*: Ellenbogen)

andro-: männlich-, Mann- (gr. aner, andros *m.*: Mann). **Androgene**: männliche Sexualhormone (genesis *f.*: Entstehung). **Androtropie**: auf das männliche Geschlecht gerichtet (gr. tropos: Richtung)

anencephalus, i *m.*: „ohne Gehirn", Froschkopf (gr. an; enkephalos: Gehirn)

Aneuploidie *f.*: Abweichung der Chromosomenzahl vom diploiden Chromosomensatz (gr. an; eu: gut, richtig; diploos: zweifach)

Aneurysma *n.*: umschriebene Wandausbuchtung eines Hohlorgans (gr. aneuryno: erweitern)

Angina pectoris: „Engbrüstigkeit"; anfallsartig auftretende Schmerzen im Brustraum bei Sklerose der Herzkranzarterien oder anderer Herzkrankheiten (ango: beengen, würgen, ängstigen; pectus, oris *n.*: Brust)

angio-: Gefäß-, Blutgefäß- (gr. angeion *n.*: Gefäß). **Angioblasten**: Gefäßwand bildende Zellen (s. blastus). **Angiographie**: röntgenolog. Darstellung von Blutgefäßen mit Hilfe injizierter Kontrastmittel. **Angiom** *n.*: Geschwulst des Gefäßgewebes. **Angioplastie** *f.*: Aufdehnung von Gefäßen mit einem Ballonkatheter (gr. plasso: bilden, formen, gestalten)

angularis, e: winkelig, zu einem Winkel gehörend. **angulus**, i *m.*: Winkel

An(h)idrosis: verminderte bis fehlende Schweißbildung (gr. an; hidros, otos *m.*: Schweiß)

animal: 1. Die aktive Lebensäußerung betreffend; 2. zu willkürlichen Bewegungen fähig (anima, ae *f.*: Luft, Atem, Seele, Lebenskraft). **animalisch**: 1. tierisch; 2. triebhaft

Aniridie *f.*: angeborenes oder erworbenes Fehlen der Regenbogenhaut (gr. an; iris, idos *f.*: Regenbogen)

Anisokorie *f.*: ungleiche Weite der Pupillen (gr. an; iso-: gleich; kore *f.*: Pupille)

Ankylose *f.*: Gelenkversteifung durch knöcherne oder narbige Gelenkspaltüberbrückung (gr. ankylosis *f.*: Krümmung, „Winkelstellung")

anomalis, e: unregelmäßig (gr. anomia *f.*: Gesetzlosigkeit). **Anomaloskop** *n.*: Spektralfarbenmischapparat, optisches Instrument zur Prüfung des Farbensinnes (s. -skop)

Anop(s)ie *f.*: Nicht-sehen; Untätigkeit der gesunden Netzhaut (z.B. eines Auges beim Schielen) (gr. an; opsis, eos *f.*: das Sehen, Wahrnehmung)

anorexia, ae *f.*: Appetitlosigkeit, Verlust des Triebes zur Nahrungsaufnahme (gr. an; orexis *f.*: Streben, Begierde, Verlangen)

Anosmie *f.*: hochgradige Minderung bis Aufhebung der Geruchswahrnehmung (gr. an; osme oder odme *f.*: Geruch, Duft, Gestank)

Anotie *f.*: angeborenes Fehlen der Ohren (gr. an; us, otos: Ohr)

Anoxie *f.*: vollständiges Fehlen von Sauerstoff im Gewebe (gr. an; gr. oxys: scharf, sauer)

ansa, ae *f.* Schleife, Schlinge, Henkel

anser, eris *m.*: Gans. **anserinus**, a, um: Gänse- (Pes anserinus: Gänsefuß)

Antagonist *m.*: Gegenspieler, gegensinnig wirkend (gr. antagonizomai: dagegen kämpfen)

ante: vorn, vorwärts, vor, Vorder-

antebrachium, i *n.*: Unterarm (brachium, i *n.*: Arm)

anteflexio, onis *f.*: Beugung nach vorne (flecto, exi, ectum: biegen, beugen)

antekolisch: vor dem Colon transversum gelegen

antepositio, onis *f.*: ventrale Verlagerung eines Organs (positio, onis *f.*: Stellung, Lage)

anterior, ius: der Vordere, weiter vorn gelegen. **anterograd**: nach vorne gerichtet, vorwärts gehend (gradior: schreiten)

anteversio, onis *f.*: Neigung nach vorne (ante; verteo: wenden)

anthelix, icis *f.*: Bogenwulst an der Ohrmuschel (gr. anti: gegenüber; helix, helikos *f.*: Windung, Spirale)

anthrax, akos *m.* (gr.): Kohle; med.: Milzbrand

anthropoid: menschenähnlich (gr. anthropos *m.*: Mensch). **Anthropoiden**: Menschenaffen. **Anthropologie** *f.*: 1. Wissenschaft vom Menschen und seiner Entwicklung in natur- und geisteswissenschaftlicher Hinsicht; 2. Geschichte der Menschenrassen

anti- (gr.): gegen-

anticus, a, um: der vordere

Antigen *n.*: artfremder Eiweißstoff, der im Körper die Bildung von spezifischen Antikörpern bewirkt (gr.: ~gen)

Antihypertensivum *n.*: Medikament zur Blutdrucksenkung (gr. hyper-: höher, übermäßig; tensio, onis *f.*: Spannung)

antikoagulatorisch: gerinnungshemmend (coagulo: gerinnen)

Antimere: „Gegenteile"; 2 spiegelbildlich gleiche Hälften

Antipyretikum *n.*: Medikament mit Fieber senkender Wirkung (gr. pyroo: in Brand setzen, verbrennen)

antitragus, i *m.*: „Gegenbock"; der dem Tragus gegenüber liegende Teil der Ohrmuschel (gr. tragos *m.*: Ziegenbock)

Antrotomie: operative Eröffnung eines Antrum, i.e.S. Aufmeißelung des Warzenfortsatzes und Entfernung vereiterter Warzenfortsatzzellen (antrum, i *n.*: Höhle, Hohlraum; gr. temno: schneiden; tome *f.*: das Schneiden, Sägen bes. als chirurgische Operation). **Antrum**, i *n.*: *anat.* Ausbuchtung bzw. Ausweitung verschiedener Strukturen (z.B. Antrum cardiacum, mastoideum, pyloricum) (antrum, i *n.*: Grotte, Höhle, Körperhöhle)

anularius, a, um: ringförmig. **anulospiralis**, e: ringförmig gewunden (anulus; gr. speira *f.*: schlangenförmige Windung). **anulus**, i *m.*: kleiner Ring. **anus**, i *m.*: Kreis, Ring, After

Aorta *f.*: Hauptschlagader; von aorteo (gr.) aufhängen (nach Kraus, 1844, wegen des gleichsam freien Hängens der großen Schlagader in der Brust); nach Hyrtl (1866) leitet sich der Begriff Aorta ab von aëro (gr.): erheben (im Sinne von pulsieren)

apertura, ae *f.*: Öffnung (aperio, aperui, apertum: öffnen, eröffnen). **apertus**, a, um: geöffnet, offen

apex, icis *m.*: Spitze, spitzes Ende, Gipfel

Aphasia, **Aphasie** *f.*: Störung oder Verlust der erworbenen Sprache (gr. a: phase v. phemi: sagen, sprechen)

apicalis, e: die Spitze einer Zelle, eines Organs oder Raumes betreffend. **apikal**: zahnmedizin.: an der Wurzelspitze, zur Wurzelspitze hin

Aplasie: angeborenes Fehlen eines Organs (gr. a-; plasso: bilden)

Apneusis *f.*: Atemmuster mit tiefer, sehr langer Einatmung und sehr schneller Ausatmung (gr. apneusti: in einem Atemzug)

Apnoe *f.*: Atemstillstand (gr. apnoos: atemlos, nicht atmend)

apo (gr.): ab, weg, von

apokrin: Sekretionsmodus mit teilweiser Zellabstoßung (gr. krineo: scheiden, abscheiden, absondern)

Aponeurose *f.*: breitflächige Sehne, Sehnenplatte (gr. aponeurosis *f.*: Muskel-Sehnen-Übergang)

apophysis *f.* (gr.): „das Aufgewachsene", Fortsatz; anat.: Knochenvorsprung

Apoplexie *f.*: Schlaganfall (gr. plege *f.*: Schlag, das Hinfallen; apoplektos: vom Schlage gerührt, starr)

Apoptose *f.*: natürlicher, „programmierter" Zelltod, Zellabstoßung (gr. apo; ptosis *f.*: Fall, i.S.v. Laubabfall)

Apostasis *f.*: 1. Krise oder Ende einer Erkrankung; 2. Abszess; 3. Abstehen (gr. apostasis, eos *f.*:

Abstand, Entfernung, Abszess, Auswuchs)

apparatus, ūs *m.*: Zurüstung, Gerät

Appendicitis, *pl.* iden *f.*: Entzündung des (Wurm)Fortsatzes, „Blinddarmentzündung" (-itis)

appendix, icis *f.* (!): Anhängsel, Fortsatz (appendo: daran hängen)

Applanation *f.*: Abflachung (planus, a, um: flach, eben)

approximal: an der Kaufläche (zahnmed.) (ad: bei, hinzu; proximus, a, um: nächster, nächststehender). **Approximalflächen**: einander berührende Flächen von Zähnen

Apraxia, **Apraxie** *f.*: Unfähigkeit zur Ausführung erlernter zweckmäßiger Bewegungen oder Handlungen trotz erhaltener Wahrnehmungs- und Bewegungsfähigkeit (gr. a; praxis, eos *f.*: Handlung, Tätigkeit)

aquaeductus, ūs *m.*: Wasserleitung; anat.: Verbindung zwischen 3. und 4. Hirnventrikel. **aquosus**, a, um: voll Wasser, wasserreich

Äquation, *f.*: v. aequo: etwas gleich machen. **Äquivalent** *n.*: gleichwertiger Ersatz, Gegenwert (aequus, a, um: gleich, gleichartig; valens, entis: stark, kräftig, wirksam)

arachne *f.* (gr.): Spinne. **arachnoidea**, ae *f.*: Spinnwebenhaut (gr. arachnion *n.*: Spinngewebe; -ideus, a, um: -ähnlich)

Arbor vitae *f.* (!): Lebensbaum (im 18. Jahrh. der botanische Name für die Thuia aus der Familie der Zypressengewächse, deren Fächer dem Bild des medianen Sagittalschnitts durch den Kleinhirnwurm ähnlich sind) (arbor, oris *f.*: Baum; vita, ae *f.*: Leben)

archaios (gr.): uranfänglich, uralt

~**arche** *f.* (gr.): Anfang

archipallium, ii *n.*: ältester Teil des Hirnmantels (pallium, ii *n.*: Mantel)

Architektonik *f.*: Aufbau eines Werks, einer Struktur (gr. architektonikos: baumeisterlich, zur Baukunst gehörend)

arcuatus, a, um: bogenförmig, gekrümmt. **arcus**, ūs *m.*: Bogen

area, ae *f.*: Platz, Fläche, Feld. **areola**, ae *f.*: kleiner Bezirk, kleiner Hof (Areola mammae: Brustwarzenhof)

Areflexie *f.*: Ausfall der Reflexe (z.B. der Muskeleigenreflexe) (gr. a; reflecto, reflexi, reflexum: zurückbiegen)

aresorptivus, a, um: fehlende oder verminderte Rückresorption (bei Hydrocephalus: von Liquor (gr. a; lat. resorbeo: wieder aufsaugen)

argyrophil: durch Anfärbung mit Silberpräparaten mikroskopisch darstellbar (gr. argyros *m.*: Silber; ~phil)

Arkade *f.*: von Pfeilern getragener Bogen (arcus)

arrector, oris *m.*: Aufrichter

Arrhythmie *f.*: unregelmäßiger oder fehlender Rhythmus (gr. a; gr. rhythmos *m.*: Takt, Regelmäßigkeit)

Arrosion *f.*: das Annagen; Zerstörung von Organen, insb. von Blutgefäßen und Knochen (arro-

do, rosi, rodum: annagen, benagen)
artefactum, i *n.*: künstlich hervorgerufene Veränderung
arteria, ae *f.* (gr.-lat.): Pulsader, Luftröhre (von gr. aer, aeros *m.*: Luft, und tereo: bewahren; weil man sie früher für lufthaltig hielt)
arthr-, **arthro-**: Gelenk- (gr. arthron *n.*: Gelenk). **Arthrodese** *f.*: operative Gelenkversteifung durch Entfernung des Gelenkknorpels (gr. deo: binden, verbinden). **Arthrose** *f.*: degenerative Gelenkerkrankung
articularis, e: zum Gelenk gehörend, Gelenk. **articulatio**, onis *f.*: Gelenk. **Artikulation** *f.*: 1. Gelenkbildung, 2. Bissbewegungen (zahnmed.); 3. deutliche Lautbildung bei Vokalen und Konsonanten (articulus, i *m.*: Gelenk, Satzglied, Wendepunkt)
aryt(a)enoideus, a, um: einem Gießbecken ähnlich (gr. arytaina *f.*: Gießbecken, Schöpfgefäß)
ascendens, entis: aufsteigend. **ascensus**, ūs *m.*: das Hinaufsteigen, Aufstieg
aseptisch: keimfrei (gr. a; sepo: verfaulen, brandig werden)
Asomatognosie *f.* (auch: Somatoagnosie): Unfähigkeit zur Erkennung des eigenen Körpers; Rechts-Links-Störung (gr. a; soma, atos *n.*: Körper; gnosis, eos *f.*: Erkenntnis, Kenntnis, Bekanntsein; gignosko: erkennen)
asper, era, erum: rau, uneben
Aspermie *f.*: 1. Fehlen von Samenzellen im Ejakulat. 2. Ausbleiben der Ejakulation trotz Orgasmus („trockener" Orgasmus) (gr. a; gr. sperma, atos *n.*: Samen, Samenflüssigkeit)
Aspiration *f.*: Eindringen von Flüssigkeiten oder festen Stoffen in die Luftröhre od. Lungen; Ansaugen von Gasen, Flüssigkeiten u.a. beim Einatmen (aspiro: hinwehen, anhauchen, zu etwas hinstreben)
Assoziation *f.*: Verknüpfung (ad: zum, socius, i *m.*: Genosse)
Astasie *f.*: Unfähigkeit zu stehen (gr. a; gr. stasis *f.*: das Stehen)
aster, astros *m.* (gr.): Stern
asthenisch: schmal-, schlankwüchsig, schwach (gr. asthenes: kraftlos, schwach)
Asthma *n.*: anfallsweise hochgradige Atemnot (gr. asthma *n.*: Atemnot, Engbrüstigkeit, das Keuchen)
Astrozyt *m.*: sternförmige Gliazelle
Asynergie *f.*: Störung im Zusammenwirken mehrerer Muskelgruppen (gr. a; synergeo: zusammenarbeiten, mitwirken)
Aszites *m.*: Bauchwassersucht, Wasserbauch (gr. askos *m.*: Schlauch; hydrops *m.*: Wassersucht)
atavistisch: einem früheren Menschheitsstadium entsprechend (atavus, i *m.*: Vater des Urgroßvaters, Vorfahr)
Ataxie *f.*: Störung des Bewegungsablaufs (gr. a; taxis *f.*: das Stellen, Ordnen)
Atelektase *f.*: verminderter bis fehlender Luftgehalt der Lungenalveolen mit mangelhafter bis

fehlender Entfaltung des betroffenen Lungenbereiches (gr. a; telos *n.*: Ende; ektasis *f.*: Ausdehnung)

Atherosklerose *f.*: zu Verhärtung und Verdickung der Gefäßwand führende Bindegewebswucherung der Intima- und inneren Mediaschicht (gr.: athere: Brei aus Weizengraupen; skleros: trocken, hart, rau)

athletisch: muskulös, von kräftigem Körperbau (gr. athletes *m.*: Wettkämpfer)

Atlas, -antos od. -antis *m.*: Titan der gr. Mythologie, der das Himmelsgewölbe auf den Schultern trägt; anat.: 1. Halswirbel

Atresie *f.*: fehlende Öffnung, angeborener Verschluss einer Körperöffnung (gr. a; tresis Loch, Öffnung; tretos: durchbohrt, durchlöchert)

atretisch: undurchbohrt; nicht zum Follikelsprung führend

atrialis, e: zum Herzvorhof gehörend. **atrioventrikular**: die Atrioventrikularklappen zwischen Vorhof (Atrium) und Kammer (Ventriculus) oder den Atrioventrikularknoten des Herzens betreffend.

atrium, i *n.*: Vorhalle, Vorhof, Vorkammer eines Hohlorgans

Atrophie *f.*: „Ernährungsmangel"; Rückbildung eines Organs oder Gewebes (gr. a; trophe *f.*: Ernährung, Nahrung)

Atropin *n.*: giftiges Alkaloid der Tollkirsche (Atropa belladonna), Parasympatholytikum. Name abgeleitet von Atropos (griechische Schicksalsgöttin) bzw. von gr. atropia *f.*: Unveränderlichkeit, Starrheit (wegen der Weitstellung der Pupillen nach Atropinbehandlung)

auditivus, a, um; **auditorius**, a, um: auf das Gehör/Hörorgan bezogen (auditus, ūs *m.*: Gehör). **auditorisch**: auf das Gehörorgan oder das Hören bezogen (audio: hören)

auricula, ae *f.*: Ohrmuschel; Herzohr. **auricularis**, e: zur Ohrmuschel gehörend; muschelförmig. **auris**, is *f.*: Ohr

ausculto: aufmerksam zuhören, an der Tür lauschen

aut: oder

auto-: selbst- (gr. autos: selbst, persönlich, aus eigenem Antrieb)

autochthon (gr.): im Lande selbst geboren, Urbewohner (chthon, chthonos: Erde, Land)

autoimmun: überschießende Reaktion des Immunsystems gegen körpereigenes Gewebe (immunis, e: befreit, verschont)

autokrin: die durch einen Stimulus ausgeschüttete Substanz wirkt auf die produzierende Zelle zurück (gr. krineo: abscheiden)

autonom: „nach eigenen Gesetzen lebend", selbstständig (gr. nomos *m.*: Brauch, Sitte, Gesetz)

Autopodium: s. Acropodium

auxi-, **auxo-**: vermehrt- (gr. auxo: vermehren, vergrößern, steigern, wachsen). **auxoton(isch):** Form der Muskelkontraktion, bei der sich sowohl Kraft als auch Länge ändern (gr. tonos *m.*: Spannung, Ton)

avis, is *f.* (!): Vogel

axialis, e: 1. in der Achsenrichtung; 2. zum 2. Halswirbel gehörend

axilla, ae *f.*: Achsel

axis, is *m.*: Achse; anat.: 2. Halswirbel. **axon**, onis, i *n.*: Achsenzylinder, Neurit (gr. axon, onos: Achse). **Axolemm** *n.*: Zellmembran um das Axon (gr. lemma *n.*: Rinde, Hülle). **Axoplasma** *n.*: Zytoplasma innerhalb des Axons (gr. plasma *n.*: Bildung, Gebilde)

azellulär: ohne Zellen, zellfrei (gr. a)

Azidose *f.*: Störung des Säure-Basen-Gleichgewichts zu Gunsten der sauren Valenzen; Abfall des Blut-pH-Werts unter 7,36 (acidus, a, um: sauer)

Azoospermie *f.*: keine reifen, beweglichen Spermatozoen im Ejakulat (gr. a; gr. sperma *n.*: Same; gr. zoon *n.*: lebendes Wesen, Tier)

azygos (gr.): anat. nicht gepaart (mit einer Arterie) (gr. azyx, zygos: ohne Joch, ungepaart)

B

Balanitis, *pl.* iden *f.*: Entzündung der Eichel und/oder Vorhaut des männl. Gliedes (gr. balanos *f.*: Eichel; -itis)

Balneotherapie: Behandlung mit Bädern aus nat. Heilquellen, auch Seebäder, Trinkkuren und Inhalationen (balneum, i *n.*: Bad)

bandelette *f.* (frz.): Bändchen, kleine Binde

Barorezeptor: (Blut-)Druck registrierende Einrichtung (gr. baros *n.*: Schwere, Gewicht, Druck; receptor: Empfänger)

basikranial: die Schädelbasis betreffend

basilaris, e: zur Basis gehörend

basilicus, a, um: fürstlich, königlich

Basipodium: Fuß-, Handwurzel (s. Acropodium. **basis**, is *f.*: Basis, Grundlage, Grund, Sockel

basolateral: die Basis und die Seitenwände von (Epithel-) Zellen betreffend (s. Basis; latus, lateris *n.*: Seite, Flanke)

basophil: mit basischen Farbstoffen anfärbbar

benignus, a, um: gutartig (bonus: gut; gigno: hervorbringen)

bi-, **bis**: zweimal

biceps, -cipitis: zweiköpfig (caput)

bicuspidalis, e: zweizipflig (cuspis, idis *f.*: Spitze, Zipfel)

bifidus, a, um: in zwei Teile gespalten

bifurcatio *f.*: Gabelung (bifurcus, a, um zweigabelig; furca, ae *f.*: Gabel)

bilateralis, e: beidseitig (bi; latus, lateris *n.*: Seite)

biliaris, e: zur Galle bzw. Gallenblase gehörend. **bilifer**(us), fera, ferum: Galle-leitend (fero: tragen, bringen). **Bilirubin**: rötlicher Gallenfarbstoff (ruber, rubra, rubrum: rot). **bilis**, is *f.*: Galle. **Biliverdin**: Oxydationsprodukt von Bilirubin (viridis, e: grün)

binaural: „mit beiden Ohren"; zur Lokalisation von Schallquellen im Raum (bis: zweimal auris, is *f.*: Ohr)

bio-: Leben- (gr. bios *m.*: Leben)

Biopsie: Untersuchung von dem Lebenden entnommenem Körpergewebe (gr. bios; opsis *f.*: das Betrachten)

biped: zweifüßig, zweibeinig (pes, pedis *m.*: Fuß)

bipennatus, a, um: doppelt gefiedert (penna, ae *f.*: Feder)

bipolar: mit zwei entgegen gesetzten Polen (polus, i *m.*: Pol, Endpunkt der Erdachse)

biventer, tra, trum: zweibäuchig (bi; venter)

~**blast(us)** m.: -Bildungszelle (gr. blastao: sprossen, sich entwickeln). **Blastem** *n.*: Bildungsgewebe (gr. blastema *n.*: Spross, Keim, Ursprung). **Blastozyste** *f.*:

embryon. Keimblase (gr. blastos *m.*: Keim, Trieb; kystis, eos *f.*: Blase)

blepharon *n.* (gr.): Augenlid

Bolus, i *m.*: 1. Bissen fester Nahrung. 2. einmalige Gabe eines Medikaments (gr. bolos *m.*: Wurf, Schuss)

brachialis, e: zum Arm gehörend. **brachium**, i *n.*: Arm, Oberarm

brachys (gr.): kurz. **brachyzephal**: kurzschädelig, mit kurzem Schädel versehen (gr. kephale *f.*: Kopf)

bradys (gr.): langsam. **Bradykardie** *f.*: langsamer Herzschlag (< 50/min) (gr. kardia *f.*: Herz, Magen)

branchial: zu den Kiemenbögen (Schlundbögen) gehörend (gr. branchia *n.pl.*: Fischkiemen)

bregmaticus, a, um: zum Scheitelbein gehörend (gr. bregma, atos *n.*: Vorderkopf, Oberschädel; nach Aristoteles der Schnittpunkt von Pfeil- und Kranznaht)

brevis, e: kurz

bronchialis, e: zu den Bronchien gehörend. **Bronchien**: Luftröhrenäste >ca. 1 mm Durchmesser. **bronchus**, i *m.*: Hauptast der Luftröhre (gr. bronchos *m.*: Luftröhre)

Brückenkallus: überschießender Knochenkallus als Brücke zwischen Knochenbruchbereichen benachbarter Knochen (s. callus)

bucca, ae *f.*: Wange, Backe. **buccalis**, e: zur Wange gehörend, der Wange zugekehrt. **buccinator**, oris *m.*: Trompeter (bucca, ae)

bulboideus, a, um: zwiebelförmig. **bulbus**, i *m.*: Zwiebel, essbare Knolle (gr. bolbos *m.*); anat.: Anschwellung; z. B. Medulla oblongata, Augapfel, Bulbus olfactorius

Bulimie *f.*: „Ochsenhunger", Ess-Brech-Sucht (gr. bus *m./f.*: Rind, Stier, Ochse, Kuh; gr. limos *m.*: Hunger, Gier, Verlangen)

bulla, ae *f.*: Blase, Buckel

bursa, ae *f.*: Beutel, Tasche; anat.: Schleimbeutel

bypass (engl.): künstlich angelegte Umgehungsanastomose

C (siehe auch unter K und Z)

Caecum, i *n.*: Blinddarm (erster Abschnitt des Dickdarms) (caecus, a, um: blind, versteckt, blind endend)

Caisson-Krankheit: Druckluftkrankheit, Taucherkrankheit, Stickstoffembolie (frz. caisson *m.*: Senkkasten bei Wasserbauten)

calcaneum, i *n.*: Ferse

calcar, aris *n.*: Sporn. **calcarinus**, a, um: vogelspornartig

caliculus, i *m.*: kleiner Kelch, Knospe. **calix**, icis *m.*: Kelch, Becher, Pokal (gr. kalyx, ykos *f.* (!): Hülse, Kapsel; Kelch)

callosus, a, um: verdickt, schwielig, dickschalig; auf das Corpus callosum bezogen. **callus**, i *m.*: 1. Schwiele; 2. nach Knochenbrüchen neu gebildetes Faserknochengewebe (callum, i *n.*: Schwiele)

calor, oris *m.* (!): Wärme, Hitze

calotta, ae *f.*: Schädeldach, Kalotte (frz. calotte *f.*: Käppchen, Gewölbe)

calvaria, ae *f.*: Hirnschale, Schädel, Schädeldach (vgl. Kalvarienberg: Schädelstätte)

camera, ae *f.*: Gewölbe, Kammer

campus, i *m.*: offenes, freies Feld, Fläche

canaliculus, i *m.*: kleine Röhre, Kanal (dimin. v. canalis). **canalis**, is *m.*: Kanal, Tunnel

cancer, cri *m.*: Gittertier, Krebs, Geschwür

caninus, a, um: vom Hund, hunde- (canis, is *m.*: Hund)

canthus, i (gr. kanthos) *m.*: Augenwinkel

capillus, i *m.*: Haar. **capilli**, orum: Kopfhaare (caput; pilus)

capitatus, a, um: mit einem Kopf (caput) versehen. **capitulum**, i *n.*: (Gelenk-) Köpfchen

capsula, ae *f.*: kleine Kapsel, Kästchen

caput, capitis *n.* (!): Kopf. **Caput Medusae**, Medusenhaupt. Medusa: nach der gr. Mythologie eine der Gorgonen (Stheno, Euryale, Medusa), weibliche Schreckgestalten mit Schlangenhaaren, bei deren Anblick der Mensch vor Schreck zu Stein wurde. Perseus schlug Medusa das Haupt ab, dem die petrifizierende Wirkung erhalten blieb (Medusenhaupt), und schenkte es Athene, die es auf dem Brustpanzer trug. Med.: Erweiterung der Vv. paraumbilicales bei Pfortaderstauung

carcinoma, atis *n.*: bösartige epitheliale Geschwulst, Krebsgeschwulst (gr. karkinos *m.* Krebs, nomao: zerfressen)

Cardia, ae *f.*: Herz, Magenmund; **cardiacus**, a, um: zum Herz od. zum Magenmund gehörend (gr. kardia *f.*: Herz, Magen)

cardinalis, e: grundlegend wichtig, Haupt-
carina, ae *f.*: Schiffskiel, kielartige Leiste
carneus, a, um: fleischig (caro, carnis *f.*: Fleisch). **carnosus**, a, um: fleischig
caroticus, a, um: auf die A. carotis bezogen. **carotis**, idis: Kopfschlagader. „Der Name Carotis stammt von karos [= Bewusstlosigkeit], mit welchem Ausdruck die ältesten griechischen Aerzte jene Form von Sopor [= tiefer Schlaf] bezeichneten, welche in Folge gewisser Hirnverletzungen vorkommt, und mit starker, aber auffallend langsamer Pulsation der grossen Halsgefäße einhergeht" (Hyrtl, 1866)
carpus, i *m.*: Handwurzel (s. karpos)
cartilagineus, a, um: knorpelig. **cartilago**, inis *f.* (!): Knorpel
caruncula, ae *f.*: Stückchen Fleisch, Wärzchen (caro, carnis *f.*: Fleisch)
caseosus, a, um: käsig, käseartig
casus, ūs *m.*: der Fall, Krankheitsfall
Cataracta *f.* (!): Linsentrübung, grauer Star, Wasserfall: viell. i.S.v. „Schleier vor den Augen"
cauda, ae *f.*: Schwanz, Schweif; dünnes Endstück eines Organs. **cauda equina** *f.*: Pferdeschweif. **caudalis**, e: zum Schwanz, Steiß (Endabschnitt der Wirbelsäule) gerichtet, unten. **caudatus**, a, um: geschwänzt
cave!: hüte dich, beachte, pass auf!
caverna, ae *f.*: Höhle. **cavernosus**, a, um: höhlenreich
cavitas, atis *f.*: Höhle, Hohlraum. **cavum**, i *n.*: Höhle, Körperhöhle. **cavus**, a, um: hohl
cellula, ae *f.*: kleine Kammer, Zelle
cementum, i *n.* (!): Zement, äußerste Schicht der Zahnwurzel, Teil des Parodontium (caementum, i *n.*: Bruchstein, Baustein; caedo: hauen, schlagen, zerschlagen)
~**centese** *f.*: -durchstechung (gr. kenteo: stechen, durchstechen)
Centrum semiovale *n.*: weiße Substanz des Endhirns oberhalb des Balkens; setzt sich aus Assoziations-, Kommissuren- und Projektionsbahnen zusammen (gr. kentron *n.*: Mittelpunkt, Zentrum; lat. semi: halb-; ovum, i *n.*: Ei)
cephalicus, a, um: den Kopf betreffend (gr. kephale *f.*: Kopf, Vorderseite, oberes Ende). ~**cephalus**, i: ~kopf (gr. kephale *f.*: Haupt, Kopf)
cerato-: s. kerato. **ceratoglossus**: vom großen Zungenbeinhorn (cornu, gr. keras, atos) zur Zunge
cerebellum, i *n.*: Kleinhirn (dimin. v. cerebrum)
cerebrum, i *n.*: Gehirn; anat.: Großhirn
cerumen, inis *n:*. Ohrenschmalz (cera, ae *f.*: Wachs)
cervicalis, e: zum Hals gehörend, Hals. **cervix**, icis *f.* (!): Hals
Chalasie: Insuffizienz, Entspannung eines Sphinkters (gr. chalasis *f.*: Nachlassen, Erschlaffen)

Chalazion *n.*: Hagelkorn, entzündliche Anschwellung am Augenlid (dimin. v. gr. chalaza *f.*: Hagelkorn)

Cheiloschisis *f.*: Lippenspalte, Hasenscharte (gr. cheilos *n.*: Lippe, Rand; schisis *f.*: Spaltung

cheir, cheiros *f.* (gr.): Hand. **Cheiralgia** *f.*: Schmerzen in der Hand (gr. algeo: Schmerz empfinden). **cheirurgikos** (gr.): mit der Hand arbeitend, chirurgisch

Chemosis: Ödem der Bulbusbindehaut (gr. cheme f.: Gienmuschel)

Chemotaxis *f.*: durch chemische Reize ausgelöste Bewegung oder Zellwanderung (gr. chemeia *f.*: Chemie; taxis *f.*: Aufstellung, Ordnung)

chiasma, atis *n.*: in Gestalt des gr. Buchstabens Chi (Χ, χ) 1. Chromosomenüberkreuzung in der Meiose, 2. anat. Bezeichnung für Kreuzungsstelle, vgl. decussatio

chir-: s. cheir

Chloasma *n.*: gelblich-brauner Hautfleck, Leberfleck (gr. chloazo: junge hellgrüne Keime treiben)

choana, ae *f.*: hintere Nasenöffnung (gr. choane *f.*: Trichter)

chol-: Gallen- (gr. chole *f.*: Galle, Zorn). **Cholangio**-: auf die Gallenwege bezogen (gr. angeion *f.*: Gefäß, Schlauch). **choledochus**: Gallengang (gr. dochus von dechomai: nehmen, aufnehmen). **Cholera** *f.*: Gallenbrechdurchfall; bakterielle Infektionskrankheit, ausgelöst durch das Bakterium Vibrio cholerae. **Cholesteatom** *n.*: Perlgeschwulst (gr. stear, atos *n.*: Talg, Fett). **Cholezystitis** *f.*: Entzündung der Gallenblase (gr. kystis *f.*: Blase). **Cholezystokinin** *n.*: Peptidhormon des Magen-Darm-Trakts, fördert die Pankreassekretion und die Kontraktion der glatten Muskulatur der Gallenblase sowie die Erschlaffung des M. sphincter Oddi und dadurch den Gallenfluss (gr. kystis *f.*: Blase; gr. kinesis *f.*: Bewegung)

chondralis, e: knorpelartig, den Knorpel betreffend (gr. chondros *m.*: Knorpel). **chondro**-: Knorpel-

chorda, ae *f.*: Darmsaite, Saite an einem Musikinstrument; Strang; Körperachse. **Chorda dorsalis**: zentrales Achsenorgan der Chordaten, biegsamer, ungegliederter Stab zwischen Schädel und Schwanz (s. notochorda). **Chordotomie**: operative Durchtrennung des kontralateralen Tractus spinothalamicus im Vorderseitenstrang des Rückenmarks bei therapieresistenten Schmerzen (chorda spinalis: Rückenmark; gr. tome *f.*: Schnitt, das Schneiden)

Choreoathetose *f.*: Bewegungsunruhe in Form serienweise auftretender zuckender und bizarr geschraubter Bewegungen (gr. choreia: Tanz, Chortanz; athetos: ohne feste Stellung, ungeeignet)

Chor(i)oidea, ae *f.*: Aderhaut des Auges. **chorioideus**, a, um: dem

Chorion ähnlich. **chorion**, ii *n.* (gr.): Zottenhaut der Plazenta, Fruchthülle. **Chorionbiopsie** *f.*: Probenentnahme aus dem Chorion für genetische Untersuchungen (s. Biopsie)

Choristie *f.*: versprengtes embryon. Gewebe (gr. chorizo: trennen; histos *m.*: Gewebe)

choroideus: s. chorioideus

chrom-, **chromo-**: Farb-, Farbstoff-, Chrom- (gr. chroma *n.*: Farbe). **chromaffin**: typische Anfärbbarkeit mit Chromsalzen u. a. oxydierenden Agenzien (affinis: verwandt). **Chromatin** *n.*: färbbare (kondensierte, „heterochromatische") Chromosomenanteile im Interphasezellkern. **Chromosom** *n.*: „färbbarer Körper" im Zellkern; Träger der in der Basensequenz der DNA kodierten Erbinformationen (Gene)

chronos *m.* (gr.): Zeit. **Chronaxie** *f.*: Minimalzeit, über die ein Reiz von doppelter Rheobasenstärke fließen muss, um erregend zu wirken (gr. axia *f.*: Wert). **Chronotropie** *f.*: Wirkung auf die Schlagfrequenz des Herzens (gr. tropos *m.*: Richtung)

Chylomikronen: bis 1 µm große, fetthaltige Chylusträpfchen in den viszeralen Lymphgefäßen (chylus; mikros). **chylus**, i *m.*: Darmlymphe; „Milchsaft", aufgrund des Fettgehalts milchig aussehend (gr. chylos *m.*: Saft, Brühe)

chymus, i *m.* Saft, Speisebrei, Magenbrei

cicatriceus, a, um: narbig, durch Narben bedingt (cicatrix, icis *f.*: Narbe)

~**cid**: abtötend (caedo, cecidi, caesum: töten)

ciliaris, e: zu den Zilien bzw. zum Ziliarkörper gehörend. **cilium**, i *n.*: Wimper

cinereus, a, um: aschgrau (cinis, eris *f.*: Asche)

cingulum, i *n.*: Gürtel

circa: ringsum, um, in der Nähe von

circadian: einen biologischen (24-Stunden-)Rhythmus aufweisend (dies, iei *m.*: Tag, Zeitraum von einem Sonnenaufgang zum nächsten)

circularis, e: kreisförmig, periodisch wiederkehrend. **circulus**, i *m.*: kleiner Kreis (dimin. v. circus, i *m.*: Kreis)

circum: um, ringsum, bei

circumductio, onis *f.*: kreisförmige Gelenkbewegung, halbkreisförmige Führung eines gelähmten Beines (duco, duxi, ductum: führen)

circumferentia, ae *f.*: Umfang

circumflexus, a, um: umgebogen (circumflecto: kreisförmig umbiegen)

cisterna, ae *f.*: unterirdischer Wasserbehälter, Flüssigkeitsreservoir, Zisterne; anat.: 1. Erweiterung des Subarachnoidalraums; 2. spindelförmige Erweiterung des Ductus thoracicus; 3. Hohlräume im endoplasm. Retikulum und Golgi-Apparat

~**clast(us)** m.: ~abbauende, ~resorbierende Zelle (gr. klao: brechen, zerbrechen)

Claudicatio intermittens: zu Gehpausen zwingende, vorübergehende Durchblutungsstörung des Beins (claudico: hinken; intermitto, -misi, -missum: dazwischen treten, unterbrechen)
claustrum, i *n.*: Vormauer, Riegel
clavicula, ae *f.*: Schlüsselbein. **clavis**, is *f.*: Schlüssel
Clearance *f.*: Klärwert, Entfernen einer bestimmten exo- oder endogenen Substanz aus einem gegebenen Körpersystem (engl. clearance: Klärung, Räumung, Freigabe)
cleido-: Schlüsselbein- (gr. kleis, kleidos *f.*: Schlüssel, Schlüsselbein). **cleidocranialis**, e: Schlüsselbein und Schädel betreffend
clinoideus: einem Bett ähnlich (gr. kline *f.*: Bett, Sänfte; -ideus)
clitoris, idis *f.*: kleiner Hügel, Kitzler
clivus, i *m.*: Abhang
cloaca, ae *f.*: Kloake, Abzugskanal
clunes, ium *f.pl*: Gesäß. **clunis**, is *f.*: Hinterbacke
co-, **col-**, **com-**, **con-**, **cor-**: in Wortzusammensetzungen = cum: mit-, zusammen-
coagulum, i *n.*: Lab (das die Milch zum Gerinnen bringt); med.: Blutgerinnsel
coarctatio, onis *f.*: Einengung, Verschluss
coccygeus, a, um: Steißbein- (gr. kokkyx, ygos *m.*: Kuckuck [wegen der Ähnlichkeit mit einem Kuckucksschnabel], Steißbein)
cochlea, ae *f.*: Schnecke, Schraube; Innenohrschnecke. **cochlearis**, e: zur Schnecke, zum Innenohr gehörend
coeliacus, a, um: zur Bauchhöhle gehörend (gr. koilos: hohl, bauchig; koilia *f.*: Bauchhöhle). **Coelom** *n.*: embryonale Leibeshöhle, aus der Pleura-, Perikardial- u. Peritonealhöhle hervorgehen
coeruleus (**caeruleus**), a, um: blau, bläulich
colicus, a, um: zum Colon gehörend
collabor, lapsus sum: zusammensinken, -fallen
collateralis, e: auf derselben Seite (des Körpers) befindlich, seitlich angeordnet, benachbart, nebenständig, begleitend; Umgehungs-
colliculus, i *m.*: kleiner Hügel (dimin. v. collis, is *m.*: Hügel)
colligens, entis: sammelnd (colligo, legi, lectum: zusammenlesen, auflesen, sammeln)
collum, i *n.*: Hals
colon, i *n.*: Glied, Teil, Grimmdarm (Hauptteil des Dickdarms) (gr. kolon *n.*: Darm, Wurst)
colostrum, i *n.*: Vormilch; Sekret der Brustdrüsen ab der 6. Schwangerschaftswoche
~**colpium** *n.*: auf die Scheide (gr. kolpos *m.*) bezogen
columella, ae *f.*: kleine Säule, Pfeiler (dimin.v. columna). **columna**, ae *f.*: Säule, Pfeiler
comedo, onis *m.*: Mitesser (viell. weil man den ausgedrückten Talg früher für lebende Parasiten ansah)
comitans, antis: begleitend

commissura, ae *f.*: Verbindung. **communicans**, tis: verbindend. **communis**, e: gemeinsam

compactus, a, um: fest

compartimentum, i *n.* (v. engl. compartment): enger geschlossener Raum (pars, partis *f.*: Teil; Abteil, Abschnitt)

Compliance *f.*: *med.* Oberbegriff für das kooperative Verhalten des Patienten im Rahmen der Therapie (engl. compliance: Befolgung)

compositus, a, um: zusammengesetzt

compressio, onis *f.*: das Zusammendrücken, Druck. **compressor**, oris *m.*: Zusammendrücker

conceptio, onis *f.*: Empfängnis

concha, ae *f.*: Muschel

concretus, a, um: verdichtet, zusammengesetzt

condylaris, e: zum Gelenkhöcker gehörend. **condylus**, i *m.*: Gelenkhöcker (gr. kondylos *m.*: Beule, geballte Faust)

confluens, entis *m.*: Zusammenfluss (zweier Flüsse; römischer Name von Koblenz/Rhein-Mosel: Confluentes)

confusus, a, um: verwirrt

congenitus, a, um: angeboren (gigno, genu, genitum: zeugen, gebären)

coni(c)**o-**: den Conus elasticus betreffend

conjugata, ae *f.*: Verbindung

conjunctiva, ae *f.*: Bindehaut (coniungo, iunxi, iunctum: verbinden, etwas ununterbrochen fortsetzen)

connexio, onis *f.*: Verknüpfung

conoideus, a, um: kegelförmig (gr. konos *m.*: Kegel, spitzer Zapfen; ideus)

constrictor, oris *m.*: Schnürer (constringo, strinxi, strictum: zusammenschnüren, -binden)

contactus, ūs *m.*: Berührung, Ansteckung

contortus, a, um: zusammengedreht, verschlungen, gewunden

contra: gegenüber, gegen

contractio, onis *f.*: das Zusammenziehen, Verkürzung (contraho, traxi, tractum: zusammenziehen). **contractura**, ae *f.*: dauernde Verkürzung von Weichteilen, Gelenkkontraktur

contralateralis, e: auf der entgegengesetzten Körperseite (contra; latus)

conus, i *m.*: Kegel

convergo: zusammenstreben, sich hinneigen

convolutus, a, um: zusammengerollt (convolvo, volvi, volutum: umrollen, umwickeln)

copula, ae *f.*: Band, Verbindung; Verbindungsstück

cor, cordis *n.*: Herz

coracoideus, a, um: Raben(schnabel)-ähnlich (gr. korax, akos *m.*: Rabe; ideus)

core (engl.): Kern, Innerstes

corium; i *n.*: Haut, Fell, Lederhaut

cornea, ae *f.*: Hornhaut des Auges. **corneus**, a, um: hörnern, aus verhornenden Zellen bestehend. **corniculatus**, a, um: hörnchenartig, wie ein kleines Horn gestaltet (corniculum, i. *n.*: kleines Horn [dimin. v. cornu]). **cornu**, ūs *n.*: Horn. **Cornu ammonis**: s. Ammon

corona, ae *f.*: Kranz, Krone. **coronalis**, e: Kranz-

coronoideus, a, um: hakenförmig, säbelförmig gekrümmt (s. korone)

corpus, oris *n* (!).: Körper, Hauptteil eines Organs. **corpusculum**, i *n.*: Körperchen, kleines einheitliches Gebilde im Körper

corrugator, oris *m.*: Runzler (corrugo: runzeln, runzelig machen)

cortex, icis *m.* (!): Rinde, Borke. **corticalis**, e: zur Rinde gehörend, Rinden-. **cortico-**: auf die Hirnrinde/Nebennierenrinde bezogen

costa, ae *f.*: Rippe

Cotransport *m.*: Form des spezifischen Membrantransports, bei dem zwei Moleküle oder Ionen gekoppelt in gleicher (Symport) oder entgegengesetzter Richtung (Antiport) transportiert werden (transporto: hinüber bringen)

cotyledo, onis *m* (!).: 1. Gelenkpfanne; 2. Zottenbüschel des Chorions mit umgebenden Plazentasepten (gr. kotyledon, onos *m.*: Näpfchen, Saugwarze der Polypen). **cotylicus**, a um: zur Gelenkpfanne gehörend

coxa, ae *f.*: Hüfte

cranialis, e: zum Schädel gehörend, kopfwärts gelegen, oben. **cranium**, i *n.*: Schädel (gr. kranion *n.*: Schädel)

crassus, a, um: dick

cremaster, eris *m.*: der Aufhängende (gr. kremastos: aufgehängt)

crena, ae *f.* Spalte

cribrosus, a, um: siebartig durchlöchert. **cribrum**, i *n.*: Sieb

crico-: auf den Ringknorpel (Cartilago cricoidea) bezogen. **cricoideus**, a, um: ringförmig (gr. krikos *m.*: Ring, Siegelring; ideus)

~crin: die Ausscheidung, Sekretion betreffend (gr. krineo: absondern)

crinis, is *m* (!).: Haar, Kopfhaar

crista, ae *f.*: Kamm, Leiste. **Crista galli**: Hahnenkamm (gallus, i *m.*: Hahn, Haushahn)

cruciatus, a, um: gekreuzt

crus, cruris *n.* (!).: Schenkel, Unterschenkel, schenkelartiger Teil eines Organs

crux, crucis *f.* (!): Kreuz, Not; Gebilde, die sich überkreuzen

crypta: s. krypte

cubitus, i *m.*: Ellenbogen

cuboideus, a, um: würfelförmig (cubus, i *m.*: Würfel)

culmen, inis *n.* (!): Gipfel, Giebel; anat.: höchste Erhebung des Kleinhirnwurms

cum: mit

Cumulus oophorus Eihügel (cumulus, i *m.*: Anhäufung, Hügel; gr. oon *n.*: Ei; phero: tragen)

cuneatus, a, um: gekeilt, keilförmig. **cuneiformis**, e: keilförmig. **cuneus**, i *m.*: Keil, Zwickel

cunnus, i *m.*: weibliche Scham

cupula, ae *f.*: Kuppel

curvatura, ae *f.*: Krümmung, Bogen

cuspis, idis *f.*: Spitze, Zipfel (nicht: Segel = velum, i)

cuticula, ae *f.*: Häutchen. **cutis**, is *f.*: Haut

Cyanosis: s. Zyanose
cylindricus, a, um: walzenförmig (gr. kylindros *m.*: Walze, Zylinder)
cymba, ae *f.*: oberer Teil der Ohrmuschel (gr. kymbe *f.*: Topf, Wölbung)
cysticus, a, um: 1. zur Blase (Gallen-, Harnblase) gehörend; 2. zystenbildend (gr. kystis, idis od. eos *f.*: Blase, insb. Harnblase)
~**cyt(us)** m. (!): ~zelle. **cyto**-: Zellen- (gr. kytos *n.*: Hohlraum, Gefäß

D

dakryon *n.* (gr.): Träne
daktylos *m.* (gr.): Finger, Zehe
dartos (gr.) abgehäutet („wie rohes Fleisch"); Tunica dartos: Fleischhaut des Hodensacks
de-: über, herab-, ent-, weg-
Deafferentierung *f.*: neurochirurgische Ausschaltung der sensiblen Impulse (Afferenzen) durch operative Unterbrechung der segmentalen Hinterwurzelfasern (afferens, entis: zu-, hinführend)
deciduus, a, um: abfallend, hinfällig, vergänglich
declive, is n.: Abhang
decubitus, ūs *m.*: Wundliegen (cubo, bui, bitum: liegen, im Bett liegen)
decussatio, onis *f.*: Überkreuzung (decussis, is *f.*: schiefes Kreuz als Zeichen für die röm. Ziffer X [10; lat. decem]; decusso: in Form eines Kreuzes abteilen oder verbinden); entspricht dem gr. Chiasma
Defäkation *f.*: Stuhlentleerung (faeces, ium *f.pl.*: Kot)
deferens, entis: weg, hinab, abwärts führend
Defibrillation *f.*: Behandlungsmethode gegen lebensbedrohliche Herzrhythmusstörungen durch starke Stromstöße (engl. atrial/ventricular fibrillation: Vorhof-/Kammerflimmern)
deflectio, onis *f.*: Abweichung (deflecto, flexi, flectum: zur Seite biegen, ablenken)
Defloration *f.*: Entjungferung, Zerstörung des Hymens (defloresco: abblühen, verblühen)
Deformation *f.*: Verformung, Formänderung, Missbildung (deformo: verunstalten, entstellen)
Degeneration *f.*: Entartung; Ersatz vollwertiger Substanz durch minderwertige; Verfall von Zellen, Geweben oder Organen (degenero: ausarten, entarten)
dehiscens, entis: auseinander klaffend
Dehydration *f.*: Entwässerung, Mangel an Körperwasser (gr. hydor, hydratos *n.*: Wasser)
Déjà-vécu-, **Déjà-vu-Erlebnisse**: Erinnerungstäuschungen, bei denen eine neue Situation als „schon einmal erlebt" (frz. déjà vécu) oder „bereits einmal gesehen" (frz. déjà vu) empfunden wird
Dekapsulation *f.*: operative Entfernung der Organkapsel (capsula, ae *f.*: kleine Kapsel)
Dekompensation *f.*: nicht mehr ausreichender Ausgleich einer Funktionsstörung, Versagen der autonomen Kompensationsmechanismen (compensatio, onis *f.*: Ausgleichung, ausgleichende Gegenüberstellung)

Dekompression *f.*: Druckabfall, Druckentlastung

Dekrement *n.*: 1. Verminderung, Verfall. 2. Abklingen von Krankheitserscheinungen (decresco, decrevi: kleiner werden, abnehmen)

Deletion *f.*: Verlust (deleo, levi, letum: auslöschen, zerstören)

deltoideus, a, um: dem (großen) gr. Buchstaben Delta (Δ) ähnlich, dreieckig

dementia, ae *f.*: Unsinn, Unverstand; med.: Intelligenzdefekt

Demyelinisierung *f.*: Entmarkung; degenerative Zerstörung der Myelinscheiden der Axone des zentralen oder peripheren Nervensystems (gr. myelos *m.*: Mark, Gehirn)

Denaturierung *f.*: (irreversible) Zerstörung der Struktur von Biomolekülen durch chemische oder physikalische Einflüsse (natura, ae *f.*: Geburt, natürliche Beschaffenheit)

Dendrit *m.*: baumartig verästelter Zytoplasmafortsatz einer Nervenzelle (gr. dendron). **dendriticus**, a, um: verästelt, verzweigt; dendritisch. **dendron** *n.* (gr.): Baum

dens, dentis *m.*: Zahn. **dens caninus**: „Hundezahn"; Eckzahn

densus, a, um: dicht, dicht gedrängt

dentalis, e: Zahn-. **dentatus**, a, um: gezähnt, mit Zähnen versehen. **denticulatus**, a, um: feinzähnig (denticulus, i *m.*: kleiner Zahn). **Dentin**(um, i) *n.*: Zahnbein (dens). **Dentition** *f.*: „Zahnen", Durchbruch der Milch- und der bleibenden Zähne. **dentogen**: von den Zähnen ausgehend

Depolarisation *f.*: Aufhebung bzw. Umkehrung des Ladungsunterschieds (d.h. der Polarisation) zwischen den beiden Seiten einer biologischen Membran (polus, i *m.*: Pol, Endpunkt der Erd- und Himmelsachse)

depressor, oris *m.*: Herabzieher (deprimo, pressi, pressum: niederdrücken, -senken, -ziehen)

Derivat *n.*: Abkömmling (de: weg; rivus, i: Bach)

derma, atos *n.* (gr.) (auch dermis, is *f.*): Haut, Lederhaut. **Dermatom** *n.*: 1. (embr.) seitl. Bereich des Somiten; 2. über die Radix dorsalis eines Spinalnerven sensibel innerviertes Hautareal (gr. tomos *m.*: Abschnitt, Segment)

Desakkommodation *f.*: Entfernungsanpassung der Linse von der Nähe in die Ferne (de; accommodo: an etwas anpassen)

descendens, entis: absteigend. **descensio**, onis *f.*: das Hinabsteigen. **descensus**, ūs *m.*: Abstieg

Deskriptor: Kennwort zur Bestimmung des Inhalts einer Datei (describo, -scripsi, -scriptum: beschreiben)

desmalis, e: bandartig, Bindegewebe betreffend (gr. desmos *m.*: Band). **desmo-**: Band, Bindegewebe, aus Bindegewebe hervorgegangen. **desmocranium**, i *n.*: der aus Deckknochen bestehende Teil des Schädels. **desmodontium**, ii *n.*: Bindegewebe in der

Zahnalveole (gr. odus, odontos *m.*: Zahn). **Desmosom** *n.*: Zellhafte zwischen benachbarten Epithelzellen (desmos; soma)

Desquamation *f.*: Abschuppung, Abstoßung (de: von, weg; squama, ae *f.*: Schuppe)

destructio, onis *f.*: das Niederreißen, Vernichtung

detrusor, oris *m.*: Austreiber (detrudo, trusi, trusum: herabstoßen, verdrängen, auspressen)

determinatio, onis *f.*: Abgrenzung, Bestimmung

detritus, ūs *m.*: Abgeriebenes, Abgenutztes, der Rest abgestoßenen Gewebes (detero, trivi, tritum: abreiben, abschleifen)

Deuteroanopie *f.*: Rotgrünblindheit („zweiter Grad der Farbfehlsichtigkeit“) (gr. deuteros: zweiter, nächster; gr. an; gr. ops, opos *m*: Auge, Gesicht)

deviatio, onis *f.*: Abweichung, Abknickung, Verbiegung (de; via, ae *f.*: Weg, Straße)

dexter, tra, trum: rechts; der Rechte

Dezerebration *f.*: Enthirnung. Veränderungen, die nach Unterbrechung der Verbindungen des Hirnstammes zum Neokortex entstehen (cerebrum, i *n.*: Gehirn; *anat.* Großhirn)

di-, **dia-** (gr.): durch-, zwischen-, auseinander-, unterschiedlich

di- (vor Konsonanten), **dis-** (vor Vokalen) (gr.): zweimal, zweifach, doppelt

Diabetes *m.*: Harnruhr (gr. dia: durch; baino: gehen); Zuckerkrankheit (D. mellitus). Diabetes ist also primär definiert aus der vermehrten Ausscheidung von Harn, nach dessen Geschmack (süß oder geschmacklos) früher die weitere Differenzierung der Krankheit erfolgte.

Diagnose *f.*: Erkennung z.B. einer Krankheit (gr. diagnosis *f.*: Unterscheidung, Entscheidung, Urteil)

Diagramm *n.*: grafische Darstellung von Daten, Sachverhalten oder Informationen (gr. diagramma *n.*: Zeichnung, geometrische Figur)

Diakinese *f.*: Auseinanderweichen der Chromosomen im Prophase-Endstadium der Meiose (gr. kinesis *f.*: Bewegung)

Dialyse *f.*: 1. Blutreinigung mit einer künstlichen Niere, Blutwäsche. 2. Verfahren zur Trennung niedermolekularer von höhermolekularen Stoffen mit Membranen, die nur für niedermolekulare Stoffe durchgängig sind (gr. dialysis *f.*: Auflösung, Trennung)

Diameter *m.*: Durchmesser (gr. diametros *m.*: Durchmesser, Diagonale)

Diapedese *f.*: Durchtritt von Blutkörperchen durch eine intakte Wand (gr. diapedao: hindurchdringen)

Diaphragma *n.* (gr.): Trennwand, Septum; Zwerchfell

Diaphyse *f.*: Mittelstück der Röhrenknochen (gr. diaphysis, eos *f.*: das dazwischen Gewachsene)

Diarrhoe(a) *f.*: Durchfall (gr. diarrheo: hindurch fließen)

Diarthrose: (echtes) Gelenk, Articulatio (gr. dis: zweimal; arthron n.: Glied, Gelenk)

Diastase *f.*: 1. das Auseinanderstehen, -weichen von Organteilen, die normalerweise engen Kontakt haben; 2. Sammelbezeichnung für Hydrolasen (z.B. α-Amylase) (gr. diastasis *f.*: das Auseinanderstehen, Entfernung, Spaltung)

Diastole *f.*: Erweiterung des Herzens im Rahmen der Herzaktion (gr. diastole *f.*: Ausdehnung)

Diazonien: dunkle Abschnitte der Streifung im Schmelz (gr. diazonnymi: umgürten, rings umgeben)

dichotomeo (gr.): in zwei Teile spalten

didymos (gr.): zweifach; **didymoi** *m.pl.*: Zwillinge; Hoden

Diencephalon, i *n.*: Zwischenhirn (dia: zwischen; encephalon)

differenzieren: trennen, unterscheiden (differentia, ae *f.*: Verschiedenheit, Unterschied)

Diffusion *f.*: 1. Ausgleich von Konzentrationsunterschieden; 2. Streuung des Lichts (diffundo: ausfließen, verstreuen, ausbreiten)

digastricus, a, um: zweibäuchig (gr. di; gaster)

digestorius, a, um: zur Verdauung dienend (digestio, onis *f.*: Trennung, Zerteilung)

digitatus, a, um: fingerartig. **digitus**, i *m.*: Finger, Zeh; Fingerbreite = Zoll (18,5 mm)

diktyon *n.* (gr.): Netz. **Diktyotän** *n.*: ein Stadium der Prophase der 1. meiotischen Teilung mit fädig-maschenartigem Chromatin (gr. tainia *f.*: Band)

Dilatation *f.*: krankhafte oder künstliche Erweiterung von Hohlorganen (dilato: ausbreiten, ausdehnen). **dilatator**, oris *m.*: Erweiterer

Dimer *n.*: aus zwei Teilen bestehend, 2-zählig (gr. di; gr. meros *n.*: Teil, Anteil)

Dimorphismus: Zweigestaltigkeit (gr. dis: zweimal; morphe *f.*: Gestalt)

Diphtherie *f.*: pseudomembranöse Entzündung am Rachenring (gr. diphthera *f.*: Leder, Pergament)

Diplegie: doppelseitige Lähmung (di-: zweimal, doppelt; gr. plege *f.*: Schlag, Stoß)

Diplocheirie *f.*: teilweise oder vollständige Doppelbildung der Hand (gr. cheir, cheiros *f.*: Hand).

Diploe *f.*: ursprüngliche Bedeutung: das aus 2 Knochenplatten (Lamina externa und interna) bestehende Schädeldach. Heute: die schwammige (spongiöse) Schicht zwischen den beiden kompakten Schichten (gr. diploos: zweifach, beiderseitig). **diploicus**, a, um: zur Diploe gehörend. **diploid**: zweifach; doppelter Chromosomensatz (jeweils von der Mutter und vom Vater stammend)

directus, a, um: in gerader Richtung, gerade

discus, i *m.*: Scheibe; Gelenkzwischenknorpelscheibe

disjunctio, onis *f.*: Trennung, Scheidung

Diskonnektionssyndrom *n.*: durch Unterbrechung von Assoziations- oder Kommissurenfasern verursachte neurologische Schäden (dis-: eine Trennung bezeichnend, entzwei; conecto: verknüpfen, verbinden)

Diskriminierung: das gegeneinander-Abgrenzen (discrimino: scheiden, trennen, unterscheiden)

dislocatio, onis *f.*: Lageveränderung (locus, i *m.*: Ort, Stelle)

Dispersion *f.*: feinste Verteilung eines Stoffes in einem anderen, wobei seine Teilchen in dem anderen Stoff schweben (dispergo, dispersi, dispersum: zerstreuen, überall verbreiten)

disruptio, onis *f.*: Zerreißung

dissecans: trennend, spaltend (disseco: zerschneiden)

Dissemination *f.*: „Aussaat"; die aus einem Krankheitsherd erfolgende weiträumige Streuung von Krankheitserscheinungen oder -erregern innerhalb des Organismus (dissemino: aussäen, ausbreiten, verbreiten)

dissociatio, onis *f.*: Trennung, Aufspaltung

distalis, e: körperfern; zahnmed.: dem hinteren Ende des Zahnbogens zugekehrt (distare: abstehen)

distantia, ae *f.*: Abstand

Distorsion *f.*: Verstauchung, Zerrung der Gelenkkapselbänder und Blutaustritt (distorqueo, torsi, tortum: verdrehen)

Distraktion *f.*: Streckverband: das Auseinanderziehen von ineinander verschobenen Bruchenden zur Einrichtung von Knochenbrüchen (distraho, traxi, tractum: auseinander ziehen)

Diurese *f.*: Harnausscheidung (gr. dia: durch; uresis *f.*: das Harnen). **Diuretikum** *n.*: harntreibendes, d.h. die Diurese förderndes Mittel

divergens, entis: auseinander gehend

diverticulum, i *n.*: Ausstülpung von Wandteilen eines Hohlorgans (z. B. Darm) (dimin. v. divertium, i *n.*: das Auseinandergehen)

divisio, onis *f.*: Trennung, Teilung, Einteilung

dolichozephal: Langschädel (gr. dolichos: lang; kephale *f.*: Kopf)

dolorosus, a, um: schmerzhaft, schmerzensreich

Dominanz *f.*: Durchsetzungskraft (z.B. von Erbfaktoren) (dominor: Herr sein, beherrschen, die Oberhand haben)

Doping *n.*: (unerlaubte) Anwendung von Anregungsmitteln zur vorübergehenden Steigerung der (sportlichen) Leistung (africaans. Dop: Getränk mit stimulierender Wirkung; engl. dope: Drogen verabreichen)

Doppler-Sonographie: angiologische Ultraschalldiagnostik, die auf dem Doppler-Effekt beruht (Christian Doppler, 1803–1853, Physiker, Wien und Prag): Bei Annäherung/Entfernung des Wellenzentrums an den Empfänger erfolgt eine Steigerung/Minderung der Wellenfrequenz

dorsalis, e: am Rücken gelegen, zum Rücken hin, hinten. **dorsum**, i *n.*: Rücken

drainieren: ableiten von Körperflüssigkeiten (frz. drainage *m.*: Entwässerung)

dromotrop: die Erregungsleitung im Herzen beeinflussend (gr. dromos *m.*: Lauf; tropos *m.*: Richtung)

~**duction**: Ziehung, Führung

ductulus, i *m.*: kleiner Kanal. **ductus**, ūs *m.*: Leitung, Führung, Richtung, Gang

duodenum, i *n.*: das Zwölffache (gr. dodekadaktylum: Zwölffinger; „Finger" (Fingerbreite, Zoll) ist ein Längenmaß von 18,5 mm)

Duodenum: Zwölffingerdarm (von lat. duodeni: je zwölf). Der gr. Begriff war „ekphysis dodekadaktylos": zwölffingergroßer (Magen-)Auswuchs. Gerhard von Cremona hat bei der Übersetzung des Avicenna vom Arabischen ins Lateinische hierfür den Begriff „duodenum" gewählt, den auch Vesal beibehalten hat.

Duplikatur *f.*: Verdopplung (duplex, icis: doppelt gefaltet, zweifach)

Dura mater: „harte Hülle"; die äußere, straffe Hüllhaut des ZNS. **durus**, a, um: hart

Dyade *f.*: Zweiheit, die Zahl zwei (gr. dyas, dyados *f.*)

dynamisch: die von Kräften erzeugte Bewegung betreffend (gr. dynamis *f.*: Kraft, Stärke, Leistungsfähigkeit)

dys- (gr.): un-, miss-; eine Störung ausdrückend

Dysarthrie *f.*: Sprachstörung (gr. arthroo: gliedern, artikulieren)

Dyschylie *f.*: Störung der Funktion der Speichel- und Schleimdrüsen v.a. des Verdauungs- und Atemtrakts (gr. chylos *m.*: Saft)

Dysgenesie *f.*: anlagebedingte Fehlentwicklung, Missbildung eines Organs oder Organteils (gr. genesis *f.*: Entstehung)

Dysgeusie *f.*: Missempfindung des Geschmackssinnes (gr. geusis, eos *f.*: Geschmack)

Dysgraphie *f.*: Schreibstörung (gr. grapho: schreiben)

Dyslexie: erschwertes Lesevermögen (gr. lexis, eos, f.: Sprechen, Wort)

Dysostosis *f.*: gestörte Knochenentwicklung (gr. osteon *n.*: Knochen)

Dyspepsie: leichte Verlaufsform einer akuten Ernährungsstörung im Säuglingsalter (gr. pepsis *f.*: Kochung, Verdauung)

Dysphagia *f.*: Schluck- bzw. Schlingstörung bei Erkrankungen des Oesophagus (phagein: essen). **Dysphagia lusoria** *f.*: Erschwerung des Schluckens durch das „Naturspiel" (ludo, lusi, lusum: spielen), dass die A. subclavia dextra hinter der A. subclavia sinistra aus der Aorta entspringt und in ihrem Verlauf nach rechts die Speiseröhre zusammendrückt

Dysphorie *f.*: „banale Alltagsverstimmung", schlechte Laune, Störung des emotionalen Erlebens (Gegenteil: Euphorie) (gr. dysphoreo: unwillig sein, sich übel befinden)

Dysplasie *f.*: Fehlbildung (gr. plasso: bilden)

Dyspnoe *f.*: Atemnot (gr. pnoe *f.*: das Atmen)

Dysraphie *f.*: Störung der Schließung des Neuralrohrs und der Bildung der Wirbelsäule (gr. raphe *f.*: Naht; raphe osteon: Naht zwischen Knochen)

Dysregulation *f.*: Störung der Regulation (z.B. im Blutkreislauf) (regula, ae *f.*: maßgebender Grundsatz, Richtschnur)

Dystonie *f.*: Störung eines natürlichen Spannungszustandes (gr. tonos: Spannung)

Dystopie *f.*: Verlagerung (gr. topos *m.*: Ort)

Dystrophie *f.*: Ernährungsstörung, mangelhafte Versorgung mit Nahrungsstoffen (gr. trophe *f.*: Ernährung, Nahrung)

E

e-, **ex-**, **ek-**: aus

eburneus, a, um: elfenbeinartig (Dentin)

Effektor *m.*: *physiol.* 1. Nerv, der einen Reiz vom ZNS zu den Organen weiterleitet und dort eine Reaktion auslöst. 2. Körperorgan, das auf einen Reiz ausführend reagiert (efficio, effeci, effectum: hervorbringen, bewirken; effector, oris *m.*: Schöpfer, Urheber)

efferens, entis: herausführend

egestorius, a, um: der Austreibung dienend (egero, gessi, gestum: hinaustragen, auswerfen)

Ejakulation *f.*: Samenerguss (eiaculor: herausschleudern, hervorschießen lassen)

Ejektionsfraktion *f.*: Herzauswurfleistung (eicio: heraus-, auswerfen)

Ektasie *f.*: Erweiterung von Hohlorganen (gr. ektasis *f.*: Ausdehnung, Ausspannung)

ekto-, **exo-**: außen-, außerhalb

Ektoderm *n.*: äußeres der 3 embryonalen Keimblätter (derma)

Ektomie *f.*: vollständige Entfernung eines Organs (gr. ektemno: ausschneiden)

ektomorph: von hagerer, hoch aufgeschossener (leptosomer) Konstitution (gr. morphe *f.*: Gestalt, äußere Erscheinung)

Ektopie *f.*: (meist angeborene) Lageveränderung eines Organs (gr. ektopios: außer Landes befindlich, entlegen, entfernt, sich entfernend; gr. topos *m.*: Ort)

Ektropium *n.*: Auswärtskehrung, Umstülpung (gr. ektrepo: nach außen kehren)

Ekzem *n.*: Juckflechte (gr. ekzeo: aufkochen, aufbrausen)

Elephantiasis *f.*: unförmige Hautverdickung; durch Lymphstauung bedingte Vergrößerung eines Körperabschnitts (gr. elephas, antos *m.*: Elefant)

Elevation *f.*: Erhebung (elevo: in die Höhe heben, aufheben, aufrichten)

Elimination *f.*: Ausschaltung, Beseitigung (ex; limen, inis *n.*: Schwelle, Wohnung)

Elongation *f.*: Verlängerung (longus, a, um: lang)

em-, **en** (gr.): in, innen

Embolie *f.*: plötzlicher Verschluss eines Blutgefäßes durch einen Embolus. **embolus**, i *m.*: Pfropfen (gr. embolos: Keil [zum Verrammeln des Tores]; gr. emballo: hineinwerfen)

embryo, onis *m.*: Leibesfrucht bis zum 60. Schwangerschaftstag (gr. embryon *n.*: ungeborene Leibesfrucht, Embryo). **Embryoblast(us)** *m.*: der Teil der Blastozyste, aus dem sich der eigentliche Embryo entwickelt (gr. blastos *m.*: Keim, Spross)

Emesis *f.* (gr): Erbrechen

eminentia, ae *f.*: Erhöhung

emissaria, orum *n.pl.*: Anastomosen zw. Vv. diploicae und oberfl. Schädelvenen durch Knochenkanälchen (emissarium, i *n.*: Abzugsgraben, -kanal, -rohr)

Emission *f.*: Abgabe von Substanzen, Aussendung, Entleerung (emitto, emisi, emissum: herausschicken, abschicken, ausstoßen, entlassen, loslassen)

Emphysem *n.*: Lungenblähung, Alveolarektasie (gr. emphysao: hinein blasen, aufblasen)

Empyem *n.*: Eiteransammlung in natürlichen Körperhöhlen (gr. en: innen; pyon *n.*: Eiter)

Emulsion *f.*: fein verteiltes Gemisch zweier normalerweise nicht mischbarer Flüssigkeiten ohne sichtbare Entmischung (z.B. Milch) (emulgeo, emulsi, emulsum: ausmelken)

enamelum, i *n.*: Zahnschmelz, Substantia adamantina (engl. enamel: Emaille, Lack, Glasur, Zahnschmelz)

en- (gr.): in, im

Enarthrosis *f.*: Nussgelenk (i.S.v. eingeschlossenes Gelenk) (gr. arthron *n.*: Gelenk, Glied)

encephalon, i *n.*: Gehirn (gr. kephale *f.*: Kopf; gr. enkephalos *m.*: Gehirn)

endemisch: örtlich begrenzt auftretend, in einem bestimmten Gebiet verbreitet (demos *m.*: Volk; endemeo: daheim sein, Heimat haben)

endo-, **ento**- (gr.): innen-

Endocard(ium) n.: Herzinnenhaut (cardia, ae *f.*: Herz)

endocrin: in Blutgefäße Stoffe absondernd (gr. krinein: sondern, trennen, scheiden)

endogen: im Körper selbst entstehend, von innen kommend (~gen)

Endolymphe *f.*: Flüssigkeit im häutigen Labyrinth („im inneren Raum") (lympha, ae *f.*: klare Flüssigkeit, Wasser)

endometrium, ii *n.*: Uterus-Schleimhaut (gr. metra *f.*: Gebärmutter)

endomorph: von der Konstitution eines Pyknikers (gr. morphe *f.*: Gestalt)

Endoprothese *f.*: künstlich hergestelltes Ersatzstück, das im Organismus den geschädigten Körperteil ganz oder teilweise ersetzt (gr. prothesis, eos *f.*: das Davorsetzen, Aufstellung)

Endorphin *n.*: körpereigenes Schmerz stillendes Hormon (Kunstwort aus endo und Morphin; Morpheus [„Gestaltender"]: gr. Gott des Traumes; Sohn des Hypnos; Bruder des Phantasus)

Endost(eum, i) *n.*: die Binnenräume des Knochens auskleidende Gewebsschicht (gr. osteon *n.*: Knochen)

Endothel(ium) *n.*: einschichtige zellige Auskleidung der Gefäße und serösen Höhlen (gr. theleo: aufsprossen, wachsen)

Engramm *n.*: die bleibende Spur geistiger Eindrücke, Erinnerungsbild (gr. engrapho: eingraben, aufschreiben)

Enophthalmus *m.*: Zurücksinken des Augapfels (gr. en; ophthalmos *m.*: Auge)

entericus, a, um; **enterisch**: zum Darm gehörend. **enteron** *n.* (gr.): Darm. **entera** *n.pl.*: Eingeweide

Entoderm (auch **Endoderm**) *n.*: Inneres der 3 embryonalen Keimblätter (-derm)

Entropie *f.*: physikalische Größe, die die Verlaufsrichtung eines Wärmeprozesses kennzeichnet (gr. en; gr. trope *f.*: Wendung, Umkehr, Wechsel)

Enukleation *f.*: „Entkernung" 1. Ausschälen eines abgekapselten Fremdkörpers oder eines in sich gut begrenzten Organs, Organteils oder Tumors ohne Mitentfernung benachbarten Gewebes; 2. Zellkernausstoßung (nucleus, i.: Kern)

Enzephalitis *f.*: Gehirnentzündung (gr. enkephalos *m.*: Gehirn). **Enzephalozele** *f.*: Hernia cerebri, Hirnbruch, bruchartige Ausstülpung des Gehirns und seiner Häute durch einen Defekt im Schädeldach (gr. kele *f.*: Bruch)

Enzym *n.*: von lebenden Zellen gebildetes Protein zur Katalysierung von biochemischen Reaktionen (gr. en: in; gr. zyme *f.*: Sauerteig)

eosinophil: mit Affinität zu (sauren) Eosinfarbstoffen (gr. ~phil; eos *f.*: Morgenröte; Eosin: roter Farbstoff Tetra-bromfluoreszin-Natrium). **Eosinophilie** *f.*: 1. Neigung bestimmter Zell- und Gewebestrukturen, sich mit Eosin anzufärben; 2. Vermehrung der eosinophilen Granulozyten im Blut, Knochenmark oder in Geweben

Ependym *n.*: Epithel der ZNS-Hohlräume (gr. ependyma *n.*: Oberkleid)

epi-, **ep-** (gr.): auf, über

Epicard(ium, ii) *n.*: viszerales, also dem Herzen aufliegendes Blatt des Perikards (gr. kardia *f.*: Herz, Magen)

Epicondylus *m.*: der auf einem Kondylus liegende Knochenvorsprung (gr. kondylos *m.*: Faust, Beule, Gelenkfortsatz)

Epicranium, i *n.*: Kopfschwarte (gr. kranion *n.*: Schädel)

epidermis, idis *f.*: Oberhaut (derma), Epithelschicht der Haut

epididymis, idis *f.*: Nebenhoden (didymoi: Hoden)

Epigastrium *n.*: Magengrube, Gegend zwischen Schwertfortsatz und Nabel (gr. gastér *f.*: Bauch, Magen)

epiglottis, idis *f.*: Kehldeckel („über der Glottis" [Stimmapparat])

Epikanthus *m.*: Hautfalte am medialen Rand des Oberlids (gr. kanthos *m.*: Augenwinkel)

epikritisch: genaue Lokalisierbarkeit von Empfindungen (gr. epikrino: urteilen, entscheiden; krites *m.*: Richter)

Epilepsie *f.*: Fallsucht (gr.: epileptos v. epilambano: ergreifen, überfallen)

Epimysium *n.*: unterhalb der Faszie liegende Bindegewebshülle um den ganzen Muskel (gr. mys, myos *m.*: Muskel)

Epineurium *n.*: bindegewebige Hülle der Nervenstämme, die die jeweils von Perineurium umschlossenen Nervenfaserbündel zusammenfasst (gr. neuron *n.*: Nerv)

Epiorchium *n.*: viszerales Blatt des Processus vaginalis periteonei (gr. orchis *m.*: Hode)

Epipharynx m.: obere Etage des Rachens (Nasopharynx)

Epiphora *f.*: Tränenträufeln, Dakryorrhoe (gr. epiphora *f.*: das Hervorbrechen)

Epiphyse (**epiphysis**, is oder eos) *f.*: 1. Synonym für Glandula pinealis, Zirbeldrüse, 2. proximale und distale Endstücke der langen Röhrenknochen (gr. epiphysis: das auf etwas Wachsen)

epiploicus, a, um: zum Darm-Netz gehörend. **epiploos** *m.* (gr.): Netzhaut um die Gedärme

Episiotomie *f.*: Dammschnitt (gr. episeieon *n.*: die Scham; tome *f.*: das Schneiden, Schnitt)

Episklera *f.*: Lamina episcleralis; Schicht mit lockerem Bindegewebe und Episkleralplexus auf der Lederhaut (Sklera) des Auges (gr. skleros: trocken, hart, rau, straff)

Epispadie *f.*: obere Harnröhrenspalte (gr. epi: oben; spazo: spalten)

epistropheus *m.*: frühere Bezeichnung für den 2. Halswirbel (Axis) (gr. epistrophe *f.*: das Herumdrehen)

epithel(ium, ii) *n.*: Epithelgewebe; ein- oder mehrschichtiger Zellverband, der innere oder äußere Körperoberflächen bedeckt (gr. epitheleo: über etwas hinweg wachsen). **epitheloid**: Epithelähnlich

eponychium, ii *n.*: Nageloberhäutchen (gr. onyx, ychos *m.*: Nagel, Huf)

Eponym *n.*: Bezeichnung, die auf einen Personennamen zurückgeht (gr. onoma *n.*: Name; eponymion *n.*: Beiname, Benennung) (z.B. Purkinje-Faser)

Epoophoron *n.*: Nebeneierstock (Urnierenrest) in der Mesosalpinx (gr. epi; oophoron: Eierstock)

equinus, a, um: Pferde- (equus, i *m.*: Pferd)

erectio, onis *f.*: Erektion, Anschwellung und Festwerden von Schwellkörpern (erigo, erexi, erectum: aufrichten, erregen; rectus, a, um: gerade). **erector**, oris *m.*: Aufrichter

~**erg**, **ergo**-: ~tätig, ~wirksam, Arbeit- (gr. ergasia *f.*: Arbeit, Tätigkeit). **Ergastoplasma** *n.*: lichtmikroskopisch sichtbare basophile Zytoplasmabereiche, die dem rauen endoplasmatischen Retikulum entsprechen. **ergotrop**: leistungssteigernd, auf die Leistung gerichtet (gr. tropos *m.*: Richtung)

Erosion *f.*: oberflächlicher bis in die Keimschicht reichender Gewebeverlust von Haut oder Schleimhaut; Erosion der Zähne: Fehlen des Schmelzes, Abschleifung der Kaufläche (erodo, si, sum: annagen)

ery-, **erythro-**: rot (gr. erythros: rot). **Erysipel** *n.*: Wundrose, auf dem Lymphweg sich ausbreitende Entzündung der Haut (gr. pella *f.*: Haut). **Erythroblast**(us, i) *m.*: kernhaltige Jugendform der Erythrozyten (gr. blaste *f.*: Spross). **Erythrocyt**(us) *m.*: (reifes) rotes Blutkörperchen, Erythrozyt (-cyt). **erythroide Zellen**: Erythrozyten und ihre Vorstufen. **Erythropoese** *f.*: Bildungsprozess der Erythrozyten (gr. poesis *f.*: das Machen, Entstehung)

Erythem: entzündliche Rötung der Haut (gr. erythema *n.*: Röte, Errötung)

essentiell: wesentlich, hauptsächlich, lebensnotwendig. *med.* selbständig (nicht symptomatisch für bestimmte Krankheiten, unbekannte Krankheitsursache) (essentialis, e: wesentlich, hauptsächlich)

Estradiol, **Estrogen**: s. Östrogen

et: und

ethmoidalis, e: siebartig; zum Siebbein gehörend (gr. ethmos *m.*: Sieb)

Euchromatin *n.*: Teil des färbbaren Bestandteils des Zellkerns, der im Interphasestadium seine Färbbarkeit verliert; Gegensatz: Heterochromatin (gr. eu-: gut, schön, wohl-; chroma: Farbe)

eunuchos *m.* (gr.): eigentl. Betthüter, Verschnittener, Haremswärter (euny *f.*: Bett; echo: sich enthalten)

Eupnoe *f.*: normale Atmung (gr. pnoe *f.*: das Atmen)

euryprosop: breitgesichtig (gr. eurys: breit, weit; prosopon *n.*: Gesicht)

eversus, a um: verdreht, ausgestülpt (e; versio, onis: Wendung, Drehung)

Evolution *f.*: stammesgeschichtliche Entwicklung der Lebewesen von niederen zu höheren Formen; allmählich fortschreitende Entwicklung (evolvo, volvi, volutum: herauswälzen, entwickeln)

evozieren: reizen, durch Reiz hervorrufen (evoco: herausrufen, -fordern)

ex: aus

Exanthem: Hautausschlag, Ausblühung (gr. exantheo: aufblühen, hervorbrechen)

excavatio, onis *f.*: Aushöhlung (cavus, a, um: hohl)

excitans, antis: antreibend, erregend, belebend

excretorius, a, um: der Ausscheidung dienend (excerno, crevi, cretum: ausscheiden, aussondern)

Exencephalie *f.*: Freiliegen des (embryonalen) Gehirns bei fehlender Schädelkalotte (gr. enkephalos *m.*: Gehirn)

Exhairese *f.*: chir. Herausziehen eines Nerven oder einer Vene (gr. exairesis *f.*: das Herausnehmen)

exo-, **ekto-** (gr.): aus-, nach außen, von außen; außerhalb

exocrin: Drüsenausscheidungsrichtung nach außen (an die Hautoberfläche oder ins Darmlumen) (gr. krinein: sondern, trennen, scheiden)

Exocytose *f.*: Ausschleusen gespeicherter Stoffe aus der Zelle

Exophthalmus *m.*: krankhaftes Hervortreten des Augapfels aus der Augenhöhle (gr. ophthalmos *m.* (!): Auge)

Exostose *f.*: Knochenauswuchs (gr. osteon *n.*: Knochen)

Expulsion *f.*: Entfernung, Abführung, Austreibung (expulsio, onis *f.*: Vertreibung)

Exsikkose *f.*: Austrocknung (z.B. durch Abnahme des Körperwassers) (ex-sicco: austrocknen, austrinken)

Exspiration *f.*: Ausatmung (ex: aus, spiro: atmen)

Exstirpation *f.*: völlige Entfernung eines erkrankten Gewebeteils oder Organs (exstirpo: ausrotten)

Ex(s)trophie *f.*: Ortsveränderung, Verlegung nach außen (gr. ex; strepho: wenden)

Exsudat *n.*: eiweißreiche Flüssigkeit, die bei Entzündung aus Blutgefäßen austritt (exsudo: (her)ausschwitzen)

Extension *f.*: Streckung. **extensor**, oris *m.*: Strecker

externus, a, um: äußerer, äußerlich

extero(re)zeptiv: von außen kommende (mechanische, thermische, optische, aktustische, olfaktive, gustative) Reize aufnehmend (exterior, ius: der Äußere, äußerlich; recipio, cepi, ceptum: zurücknehmen, in sich aufnehmen)

extra: außen, außerhalb

extrafusale Fasern: außerhalb der Muskelspindel gelegene eigentliche Muskelfasern, Arbeitsmuskulatur (fusus, i: *m.* Spindel)

extrauterin: außerhalb des Uterus, z.B. in Tube, Ovar, Bauchhöhle (uterus, i *m.*: Gebärmutter)

extravasal: außerhalb der Blutgefäße (vas, vasis *n.*: Gefäß)

extremitas, atis *f.*: das Äußerste, Pol; anat.: Extremitäten = Gliedmaßen. **extremus**, a, um: äußerster, letzter (sup. v. exter: außen befindlich)

extrinsisch: von außen her angeregt, nicht aus eigenem inneren Anlass erfolgend (extrinsecus: von außen her, außen)

Exzitation *f.*: Erregung, spezifische Reaktion erregbarer Systeme auf einen äußeren oder inneren Reiz (excito: aufscheuchen, aufwecken, anfeuern). **exzitatorisch**: erregend (excitatio, onis *f.*: Erregung)

F (siehe auch unter Ph)

fabella, ae *f.*: kleine Bohne; anat.: Sesambein des M. gastrocnemius (faba, ae *f.*: Bohne)

facette *f.* (frz.): 1. Seitenfläche; 2. Gelenkfläche

facialis, e: Gesichts-, zum Gesicht gehörend. **facies**, ei *f.*: Aussehen, Gesicht, Fläche

faex, faecis *f.*: Bodensatz, Hefe. **faeces**, faecum *f.pl.*: Kot, Stuhl

falciformis, e: sichelförmig. **falx**, falcis *f.*: Sichel

fascia, ae *f.*: Binde, Band, Gurt; anat.: bindegewebige Muskelhülle, Faszie. **fasciculatus**, a, um: in Bündeln angeordnet. **fasciculus**, i *m.*: kleines Bündel, Muskel- bzw. Nervenfaserbündel (dimin. v. fascis, is *m.*: Bund, Bündel). **fasciola**, ae *f.*: Bändchen, kleine Binde (dimin.v. fascia)

fastigium, i *n.*: Dachgiebel, Spitze

fauces, ium *f.pl.*: Schlund, Rachen, Kehle

Fazilitation: Förderung, Erleichterung; physiol.: Bahnung (facilis, e: leicht, mühelos)

febris, is *f.*: Fieber

feedback *n.* (engl.): „Rückfütterung", Steuerung durch Rückmeldung

fel, fellis *n.* (!): Galle, Gallenblase, Bitterkeit, Zorn. **felleus**, a, um: Gallen-

femur, femoris *n.* (!): Oberschenkel, der Knochen des Oberschenkels

fenestra, ae *f.*: Öffnung, Fenster, Pore

Fertilisierung *f.*: Befruchtung (fertilis, e: fruchtbar)

fetalis, e: zur Frucht bzw. zur Fetalperiode gehörend. **fetomaternal**: vom Fetus zur Mutter (bzw. in deren Blut) führend (maternus, a, um: mütterlich, Mutter-). **Fetoskopie** *f.*: endoskopische Betrachtung des Fetus im Uterus (-skopie). **fetus**, ūs *m.*: Frucht, Junges; med.: Leibesfrucht ab dem 61. Tag (3. Monat) der Schwangerschaft bis zur Geburt

fibra, ae *f.*: Faser, Fiber. **Fibrin** *n.*: Blutfaserstoff, der bei der Blutgerinnung aus der löslichen Vorstufe Fibrinogen entsteht. **Fibroblast**(us, i) *m.*: Vorstufe einer Bindegewebszelle (Fibrozyt) (gr. blastos: wachsend). **fibrosus**, a, um: fasrig, faserreich

fibula, ae *f.*: Spange, Wadenbein (s. auch perone)

~**fidus**, a, um: ~gespalten (findo, fidi, fissum: spalten, zerteilen)

figura, ae *f.*: äußere Gestalt, Form, Beschaffenheit, Figur

filamentum, i *n.*: fadenförmiges Gebilde, fadenförmige Proteinmoleküle im Zytoplasma. **filaria**, ae *f.*: Fadenwurm. **filiformis**, e: fadenförmig, Faden. **filum**, i *n.*: Faden

Filtration *f.*: Verfahren zum Trennen von festen Stoffen und Flüssigkeiten (frz. filtre *m.*: Seihtuch, Filter; dt. Filz)

fimbria, ae *f.*: Franse, Troddel. **fimbriatus**, a, um: ausgefranst, mit Fransen

fissura, ae *f.*: Spalte. **fissus**, a, um: gespalten, zerteilt (findo, fidi, fissum: spalten)

fistula, ae *f.*: Röhre, Fistel, Eitergang

fixus, a, um: fest, bleibend

flaccidus, a, um: schlaff, schlappohrig

flatus, ūs *m.*: die (entweichende) Blähung

flavus, a, um: gelb

flexio, onis *f.*: Biegung, Krümmung. **flexor**, oris *m.*: Beuger. **flexura**, ae *f.*: Biegung

flocculus, i *m.*: Kleinhirnflocke (dimin. v. floccus, i *m.*: Wollflocke)

Flora *f.*: 1. Pflanzenwelt, 2. Gesamtheit der natürlich vorkommenden Bakterien in einem Körperorgan (flos, floris *m.*: Blume; Flora: Göttin der Blumen und des Frühlings)

fluctuo: hin und her wogen, schwanken

focus, i *m.*: Herd

foliatus, a, um: blattartig (wie die Blätter eines Buches). **folium**, i *n.*: Blatt

folliculus, i *m.*: Bläschen, Säckchen, kleiner Balg; anat.: 1. Drüsenschlauch, 2. Zellhülle der Eizelle, 3. Haarbalg, 4. Lymphknötchen, 5. kolloidhaltige Follikel der Schilddrüse, 6. sekrethaltige Follikel des Hypophysenmittellappens (Pars intermedia)

fonticulus, i *m.*, **Fontanelle** *f.*: Knochenlücken am kindlichen Schädel (dimin. v. fons, fontis *f.*: Quelle; damit ist das Blut der Sinus durae matris gemeint, die beim Neugeborenen durch die knochenfreie Zone der Fontanellen zu tasten und zu punktieren sind)

foramen, inis *n.*: Loch, Öffnung

forceps, ipis *m.*: Zange (in der Form einer Beiß- oder Kneifzange)

forensisch: gerichtlich (forensis, e: zu den Gerichten gehörend, gerichtlich; forum, i *n.*: Markt, Gerichtsverhandlungen)

formatio, onis *f.*: Bildung

~formis, e: ~förmig, ~ähnlich (entspricht dem gr. ~ideus)

fornix, icis *m.*: Wölbung, Bogen, Gewölbebogen

fossa, ae *f.*: Graben, Grube, Kanal. **fossula**, ae *f.*: kleine längliche Einsenkung

fovea, ae *f.*: Grube. **foveola**, ae *f.*: kleine Grube, Grübchen

Fraktion *f.*: 1. Zusammenschluss einer Sondergruppe innerhalb einer Organisation. 2. bei einem Trennverfahren anfallender Teil eines Substanzgemischs (fractio, onis *f.*: Bruch, Bruchteil; frango, fregi, fractum: brechen, zerbrechen). **fractura**, ae *f.*: Knochenbruch, Fraktur (frango, fregi, fractum: brechen, zerbrechen)

fremitus, ūs *m.*: dumpfes Geräusch, Summen, Brummen

frenulum, i *n.* (dimin. von frenum, i *n.*: Zügel, Zaum): Bändchen

Frequenz *f.*: gibt die Häufigkeit eines sich regelmäßig wiederholenden Vorgangs an (frequens, entis: häufig wiederholt, zahlreich)

Frigidität *f.*: Empfindungslosigkeit der Frau in Bezug auf den Geschlechtsverkehr (frigidus, a, um: kalt, Kälte bringend, matt, schlaff)

frondosus, a, um: reich an Zotten (frons, frondis *f.*: Laub)

frons, frontis *f.*: Stirn. **frontalis**, e: in Beziehung zum Os frontale; in der Frontalebene

~**fugal**: von etwas wegführend (fugio: fliehen, entfliehen)

fundiformis, e: blindsackförmig. **fundus**, i *m.*: Grund, Boden eines Gefäßes, Grundstück, Grundbesitz

fungiformis, e: pilzförmig (fungus, i *m.*: Pilz, Schwamm)

funiculus, i *m.*: kleines Seil; anat.: strangförmiges Gebilde, kleiner Gewebsstrang, Nervenstrang (dimin. von funis, is *m.*: Seil). **Funikuläre Myelose** *f.*: degenerative Erkrankung der Leitungsbahnen im Rückenmark (gr. myelos *m.*: Mark)

furca, ae *f.*: Gabel

furunculus, i *m.*: „kleiner Dieb" (an den Körpersäften); med.: eitrige Entzündung von Haarfollikeln und Talgdrüsen

~**fusal**: die (Muskel-)Spindel betreffend

fuscus, a, um: dunkelbraun, schwarzgelb

fusiformis, e: spindelförmig (fusus, i *m.*: Spindel)

fusio, onis *f.*: Verschmelzung

G

galea, ae *f.*: Helm
gallus, i *m.*: Hahn, Haushahn
Gameten: männliche oder weibliche haploide Geschlechtszellen, Keimzellen (gr. gametes *m/f.*: Gatte, Gattin)
ganglion, ii *n.*: Knoten; 1. Nervenknoten; 2. Überbein
Gangrän *f.*: absterbendes, „brandiges", schwarz-gefärbtes Gewebe (gr. graino: nagen, fressen; gangraina *f.*: fressendes Geschwür, kalter Brand)
gap junction: Zellverbindung mit interzellulärem Spalt (engl. gap: Öffnung, Spalte)
gaster, gast(e)ris *f.* (!): Bauch, Magen (gr. gaster, gastros *f.*). **gastr-**, **gastro-**: auf den Magen bezogen, bauchig. **gastricus**, a, um: zum Magen gehörend. **Gastritis**: Entzündung der Magenschleimhaut (-itis). **gastrocnemius**: (bauchiger) Wadenmuskel (gr. kneme *f.*: Unterschenkel, Wade). **gastroileakal**: den Magen und das Ileum betreffend (ileum, i *n.*: Krummdarm). **gastrointenstinal**: den Magen-Darm-Trakt betreffend (intestinum, i *n.*: Darm, das innen befindliche). **gastroösophageal**: vom Magen in Richtung Oesophagus (Speiseröhre) fortschreitend. **Gastrulation** *f.*: Bildung der Keimblätter durch Einstülpung
Gekröse *n.*: Bauchfellduplikatur (Meso) an Eingeweiden u. anderen intraperitonealen Organen (Ähnlichkeit der Faltung mit einer span. Halskrause)
gelatinosus, a, um: glasig, gallertig (frz. gelatine *f.*: Gallerte)
gemellus, i *m.*: Zwillingsbruder; gemelli, orum *pl.*: Zwillinge. **geminatus**, a, um: verdoppelt, gepaart
~**gen** n., ~**genese** *f.*: -bildung, -ursprung, -entwicklung (gr. genesis *f.*: Bildung, Ursache, Entstehung)
generalisatus, a, um: auf den ganzen Körper ausgebreitet (generalis, e: allgemein, alles betreffend)
Generikum *n.*: wirkstoffgleiche Kopie eines bereits unter einem Markennamen auf dem Markt befindlichen Medikaments, meist unter dem internationalen Freinamen des Wirkstoffs angeboten (gr. genos *n.*: Geburt, Abstammung; genero: erzeugen, erschaffen, abstammen)
genetisch: die Entstehung, Entwicklung der Lebewesen betreffend, zur Genetik gehörend. **Genetik** *f.*: Vererbungslehre
geniculatus, a, um: knotig, mit Knoten versehen. **geniculum**, i *n.*: kleines Knie (genu), abgeknickte Struktur

genio-: Kinn- (gr. genaion *n.*: Kinn)

genitalis, e: zur Zeugung gehörend (gigno, genui, genitum: zeugen, erzeugen, gebären). **Genitale**, pl. -ien *n.*: (Organa genitalia) männliches oder weibliches Geschlechtsorgan, primäre Geschlechtsorgane

genu, ūs *n.*: Knie

germinativus, a, um: zum Keimen gehörend, Keim- (germen, inis *n.*: Keim, Spross)

geronto-: kennzeichnet Alter, Greisenhaftigkeit (gr. geron *m.*: Greis, Alter). **Gerontologie:** Alternsforschung, Wissenschaft, die sich mit somatischen, psychischen und sozialen Vorgängen des Alterns beschäftigt (gr. logos *m.*: Zusammenlegen, Ordnen, Wort)

gestatatio, onis *f.*: Schwangerschaft (gesto: an sich tragen)

Gigantismus *m.*: übergroßes Wachstum, proportionierter Hochwuchs, Riesenwuchs (gr. gigas, gigantos *m.*: Gigant (Riesenvolk in der griech. Sage), Riese, riesig)

gingiva, ae *f.*: Zahnfleisch

ginglymos *m.* (gr.): Türangel; anat.: Scharniergelenk

glabella, ae *f.*: kleine Glatze. **glaber**, bra, brum: glatt, kahl, unbehaart

glandotrop: auf (endokrine) Drüsen einwirkend; adenotrope Hormone des Hypophysenvorderlappens (lat. glandula; gr. tropos: Richtung). **glandula**, ae *f.*: kleine Eichel; anat.: Drüse.

glans, glandis *f.*: Eichel, eichelförmiger Körper

Glaukom *n*: krankhafte Steigerung des Augeninnendrucks, Grüner Star (gr. glaux, glaukos *f.*: Eule; glaukos: meerfarben, glänzend; glaukopis: eulen-, flammenäugig)

glenoidalis, e: zur Schultergelenkpfanne gehörend; wörtlich: dem Augapfel (gr. glene *f.*: Augapfel) ähnlich (wegen des glänzenden Knorpelüberzugs der Pfanne oder wegen des kugeligen Gelenkkopfes?)

glia, ae *f.*: interstitielles Gewebe des Nervensystems (gr. glia *f.*: Leim, Kitt). **Gliazellen**: nichtneuronale Zellen des Nervengewebes. **gliös**: aus Gliazellen bestehend

globosus, a, um: kugelförmig. **globulus**, i *m.*: kleine Kugel, Kügelchen. **globus**, i *m.*: Kugel

glomerulosus, a, um: knäuelartig, glomerulusartig; reich an Gefäßknäueln. **glomerulum**, i. *n.*, auch **glomerulus**, i. *m.*: kleiner Knäuel. **glomus**, eris glomus, eris pl. -era: einfügen *n.*: Knäuel (glomus lanae: Wollknäuel)

glossa, **glotta** *f.* (gr.): Zunge. **glossopharyngeus**: die Zunge und den Rachen (Pharynx) betreffend

glottis, idis *f.*: anat.: Stimmapparat des Kehlkopfs (gr.: glottis, idos: Zunge)

Glukokortikoide *n.*: auf den Zuckerstoffwechsel einwirkende Hormone der Nebennierenrinde (gr. glykys: süß; cortex, corticis *m.*: Rinde)

Glukosurie, **Glykosurie** *f.*: Ausscheidung von Traubenzucker (Glukose) über den Harn durch die Niere (gr. uron *n.*: Urin)

gluteus, a, um: Gesäß- (gr. glutos *m.*: Hinterbacken, Gesäß)

glyco-: süß-[Kohlenhydrate] (gr. glykys: süß). **Glykokalix** *f.*: Kohlenhydratsaum an der Außenfläche der Zellmembran (gr. kalyx, -ykos *f.*: Hülse, Kapsel, Kelch)

Gnathoschisis *f.*: Kieferspalte (gr. gnathos *f.*: Kiefer; schisis, eos *f.*: Spaltung)

~gnosie *f.*: -Erkennung (gr. gnosis, eos *f.*: Erkenntnis, Kenntnis, Bekanntsein)

Gomphosis *f.*: Einstauchung, Einkeilung (gr. gomphos *m.*: Zahn, Pflock)

Gon-: auf das Knie (gr. gony) bezogen (z.B. Gonitis, Gonarthritis)

Gonaden: Keimdrüsen (Ovarien und Hoden) (gr. gone *f.*: Zeugung, Geburt; aden *m./f.*: Drüse). **Gonadotropine**: auf die Keimdrüsen gerichtete Hormone des Hypophysenvorderlappens und der Plazenta (~trop)

gone *f.* und **gonos** *m.* (gr.): Erzeugung, Geburt, Samen, Geschlecht

Goniometer *n.*: Winkelmesser für Schädel und Knochen (gr. gonia *f.*: Winkel; metron *n.*: Maß, Maßstab)

Gono-: auf das Genitale bezogen (z.B. Gonorrhoe). **Gonoblennorrhoe** *f.*: Augentripper, eitrige, durch Gonokokken verursachte Entzündung der Bindehaut der Augen mit schleimigem Ausfluss (gr. blenna *f.*: Schleim). **Gonorrhoe** *f.*: Tripper, durch Gonokokken verursachte Geschlechtskrankheit mit eitrigem Ausfluss aus der Urethra (gr. rheo: fließen). **gonorrhoicus**, a, um: auf die Gonorrhoe bezogen

gony, atos *n.* (gr.): Knie (z. B. in Gonarthrose)

gracilis, e: schmal, schmächtig

Gradient *m.*: Gefälle, Steigungsmaß (gradior, gressus sum: Schritte machen, schreiten)

granulatio, onis *f.*: (Herstellung einer) körnige(n) Struktur. **Granulomer** *n.*: Körnchen enthaltender Anteil des Blutplättchens (gr. meros *n.*: Teil). **granulosus**, a, um: gekörnt, körnig. **Granulozyten**: zu den weißen Blutkörperchen zählende Blutzellen; sie werden nach der Anfärbbarkeit ihrer Granula in neutrophile, eosinophile und basophile Granulozyten unterteilt. **granulum**, i *n.* Körnchen. **granum**, i *n.*: Korn

~graphie *f.*: ~schriftliche oder bildliche Darstellung (gr. grapho: einritzen, schreiben, beschreiben)

gravis, e: schwer, schlimm, heftig, wichtig

graviditas, atis *f.*: Schwangerschaft. **gravidus**, a, um: schwanger

griseus, a, um: grau

gubernaculum, i *n.*: Steuerruder, Leitung

gustatus, ūs *m.*: Geschmack

gustus, ūs *m.*: Geschmack, Schmecken

gynäkotrop: auf das weibl. Geschlecht gerichtet. **gyne**, gynaikos *f.* (gr.): Frau

gyrencephal: Gehirn mit Windungen an der Oberfläche (gr. enkephalos *m.*: Gehirn). **gyrus**, i *m.*: Windung (gr. gyros *m.*: Krümmung, Kreis)

H

habenula, ae *f.*: kleines Zügel

Habituation *f.*: Gewöhnung; physische und psychische Gewöhnung an Drogen (habito: bewohnen, sich eifrig mit etwas beschäftigen; habitus, ūs m.: Zustand, Eigentümlichkeit; frz. habitude *f.*: Gewohnheit). **habituell**: gewohnheitsmäßig

haima, atis (latinisierter Genitiv) *n.*: Blut (gr. haima, atos *n.*: Blut)

hallux, ucis *m.*: große Zehe

Hamartie *f.*: Fehlbildung eines Organs (Organsystems) aufgrund fehlerhafter Gewebszusammensetzung infolge atypischer Entwicklung (Differenzierung) des ortsständigen Keimmaterials (gr. hamartia *f.*: Fehler, Irrtum, Verfehlung). **Hamartom** *n.*: Geschwulstbildung aus einer Hamartie

Hämarthros: Bluterguss im Gelenk (gr. arthron *n.*: Gelenk). **Hämatokrit** *m.*: Volumenanteil der Blutkörperchen am Gesamtblut (gr. krites *m.*: Richter, Deuter). **Hämatom** *n.*: Bluterguss, Blutbeule, Ansammlung von Blut außerhalb der Blutbahn in den Weichteilen

hamatus, a, um: mit Haken versehen, hakenförmig

Hämatopoese: Blutbildung (i.e.S. Bildung der zellulären Bestandteile des Blutes (gr. poiesis *f.*: das Tun, Schöpfung; Dichtkunst). **hämo-**, **hämato-**: Blut-. **Hämodialyse** *f.*: Blutwäsche, Entfernung harnpflichtiger Substanzen aus dem Blut mittels „künstlicher Niere" (Dialysator) (gr. dialysis *f.*: Auflösung, Trennung). **Hämodynamik** *f.*: Blutfluss in den Blutgefäßen in Abhängigkeit von den verantwortlichen Kräften; Lehre von den physikalischen Grundlagen der Blutbewegung (gr. dynamis *f.*: Kraft, Stärke, Leistungsfähigkeit). **Hämophilie** *f.*: Bluterkrankheit, keine oder verlangsamte Blutgerinnung bei Wunden (gr. philos: lieb, befreundet). **Hämorrhagie** *f.*: Blutung (gr. rhegnymi: zerreißen). **Hämorrhoiden**: variköse Erweiterungen der Venengeflechte des unteren Mastdarms (gr. haimarrhoideis phlebes: blutfließende Adern). **Hämostase** *f.*: Blutstillung, Prozess, der Blutungen zum Stillstand bringt (gr. stasis *f.*: Stehen, Stillstand)

hamulus, i *m.*: kleiner Haken

haploid: einfacher Chromosomensatz (gr. haploos: einfach)

Haustren: Ausbuchtungen in der Wand des Colon (haustrum, i *n.*: Schöpfrad)

helica, ae *f.*: Schrauben-, Schneckengewinde. **helicinus**, a, um: rankenartig (gr. helix, ikos: gewunden, geschlängelt; Windung). **helicotrema**, atis *n.*: Schneckenloch an der Spitze der Cochlea (gr. trema, atos *n.*: Loch). **Helix**, helicis *f.*: Windung, das Gewundene; zylindrische Spirale; *anat.* äußere Ohrmuschelleiste

Helminthen *f.*: Eingeweidewürmer (gr. helmins, inthos *f.*: Wurm)

hemi- (gr.): halb-

Hemianopsie *f.*: Halbseitenblindheit; halbseitiger Ausfall des Gesichtsfeldes eines oder beider Augen (gr. hemi-; an; opsis, eos *f.*: das Sehen, Wahrnehmung)

Hemiballismus *m.*: einseitiges Werfen; Bewegungsstörung mit Schleuderbewegungen einer Körperhälfte, an Wurfbewegungen erinnernd (gr. hemi-; ballo: werfen, schleudern)

hemisphaerium, ii *n.*: Halbkugel, Hemisphäre (gr. hemi; sphaira *f.*: Kugel)

hepar, atis *n.* (!): Leber. **hepato-**: Leber-

herba, ae *f.*: Pflanze, Kraut

hereditär: erblich (heres, heredis *m./f.*: Erbe/Erbin)

hernia, ae *f.*: Eingeweidebruch, Hernie (gr. hernos *n.*: junger Trieb, Spross). **Herniation**: Einklemmung

Herpes *m.*: Bläschenausschlag (gr. herpo: kriechen)

heter-, **hetero-**: anders- (gr. heteros: der Eine, Andere von beiden; anders; verschieden)

Heterochromatin *n.*: auch während der Interphase des Zellzyklus kondensierte, lichtmikroskopisch sichtbare, genetisch inaktive Chromosomenabschnitte (im Gegensatz zum Euchromatin, welches außerhalb der Kernteilung entspiralisiert ist)

Heterodontie *f.*: unterschiedliche Zahnform (gr. odus, odontos *m.*: Zahn)

heterolog: in Form und Funktion nicht übereinstimmend; artfremd (gr. logos *m.*: hier: Bedeutung)

heteronym: ungleichnamig, sich nicht entsprechend, auf verschiedenen Körperseiten (gr. onyma *n.*: Name, Benennung)

heterotop: an atypischer Stelle liegend, entstehend oder erfolgend (gr. topos *m.*: Ort)

hexa-: sechs- (gr. hex: sechs).

hiatus, ūs *m.*: Schlitz, klaffende Öffnung, Spalt

hidros, otos *m.* (gr.): Schweiß. **Hidrosis** *f.*: Schweißabgabe

hilum, i *n.*, auch **hilus**, i *m.*: anat.: Vertiefung an der Oberfläche eines Organs, Stelle des Gefäß- und Nerveneintritts (Area nervovasculosa), Stiel

hippocraticus, a, um: nach dem gr. Arzt Hippokrates, geb. 460, gest. um 359 oder 377 v. Chr.) benannt; hippokratisch (gr. hippos *m./f.*: Pferd; krateo: beherrschen)

Hippokampos *m.*: Fabeltier der gr. Mythologie mit dem Kopf und den Vorderbeinen eines Pferdes (gr. hippos *m.*: Pferd) und einem Fischschwanz (gr. kampe *f.*: Biegung, Krümmung); nach anderen Quellen: einem Seepferdchen (Hippocampus, i *m.*) ähnlich. Vgl. Ammonshorn. **Hippursäure**

f.: (Acidum hippuricum) Im Pferdeharn vorkommende organische Carbonsäure (gr. uron *n.*: Harn)

hirci, orum *m.pl.*: Achselhaare (hircus, i *m.*: Ziegenbock, Geruch des Achselschweißes)

Hirsutismus *m.*: übermäßig starker Haar-, bes. Bartwuchs (hirsutus, a, um: stachelig, borstig)

histiocyt(us, i) *m.*: Makrophage im lockeren Bindegewebe. **Histo-**: (Fein-)Gewebe- (gr. histos *m.*: Gewebe, Mastbaum, Aufzug). **Histogramm** *n.*: graphische Darstellung der Häufigkeitsverteilung von Messwerten in Säulenform (gr. histos *m*: Gewebe, Netz, Webstuhl; gr. gramma *n*: Darstellung, Aufzeichnung). **Histokompatibiltät** *f.*: Gewebeverträglichkeit (frz. compatibilité *f.*: Vereinbarkeit, Verträglichkeit)

holo-: ganz, vollständig (gr. holos: ganz, völlig)

holokrin: gänzlich ausscheidend; Drüsenausscheidungsmechanismus, bei dem die gesamte Zelle zum Sekret wird (gr. krinein: ausscheiden)

hom-, **homo-**: gleichartig, entsprechend (gr. homos: derselbe, gemeinsam, zusammen, in gleicher Weise)

homo, hominis *m.*: Mensch

homolog: gleich liegend, -lautend, übereinstimmend, entsprechend

Homöostasis *f.*: Gleichgewicht der physiolog. Körperfunktionen, Stabilität des Verhältnisses von Blutdruck, Temperatur, Blut-pH u.a. Parametern (gr. homoios; stasis *f.*: das Sich-stellen, Stand)

Homoiodontie *f.*: gleichartige Zahnform (gr. odus, odontos *m.*: Zahn)

homoios (gr.): gleich, ähnlich

homolog: gleichlautend, übereinstimmend

homonym: gleichnamig, -lautend, auf der gleichen Körperseite (gr. hom-; onyma *n.*: Name, Benennung)

homunculus, i *m.*: kleiner Mensch, Menschlein (dimin. v. homo, inis *m.*: Mensch)

hordeolum, i *n.*: Gerstenkorn (hordeum, i *n.*: Gerste)

horizontalis, e: waagrecht (gr. horizon, ontos *m.*: Grenzlinie, Horizont)

Hormon *n.*: von endokrinen Drüsen gebildeter und ins Blut abgegebener Wirkstoff (gr. hormao: erregen, antreiben)

humanus, a, um: menschlich, dem Menschen eigen, gebildet, edel, menschenfreundlich

humerus, i. *m.*: Oberarmknochen

humoralis, e: die Körperflüssigkeit betreffend (humor, oris *m.*: Flüssigkeit, Saft, Körpersaft)

~**hyal**: abgekürzt für ~hyoidal (Zungenbein)

hyalinum, i *n.*: glasartig durchsichtiger Eiweißkörper. **hyalo-**: gläsern, durchsichtig (gr. hyalos *m.*: Kristall, Glas). **Hyalomer** *n.*: durchsichtiger Anteil des Blutplättchens (gr. meros *n.*: Teil)

Hydatide *f.*: gestieltes, mit Wasser gefülltes Bläschen (gr. hydatis *f.*: Wasserblase)

hydr-, **hydro-**: Wasser- (gr. hydor, hydratos *n.*: Wasser). **Hydram-**

nion *n.*: krankhafte Fruchtwasservermehrung (Amnion: Schafhaut, die das Fruchtwasser einfassende Eihaut). **Hydrarthros** *m.*: Gelenkwassersucht (gr. arthron *n.*: Gelenk). **Hyd(r)-arthrose** *f.*: Gelenkerguss. **hydrocephalus**, i *m.*: Wasserkopf; bedingt durch vermehrte Flüssigkeit in den Hirnventrikeln (H. internus) oder im Subarachnoidalraum (H. externus) (gr. kephale *f.*: Kopf). **hydrophil**: Neigung zur Wasseraufnahme (s. ~phil). **hydrophob**: wasserscheu; chemische Eigenschaft, von Wassermolekülen abgestoßen zu werden (s. ~phob). **hydrostatisch**: den Druck einer unbewegten Flüssigkeit auf die Gefäßwand betreffend (gr. stasis *f.*: das Stehen). **hydrops** *m.* (gr.): Wassersucht. **Hydrozele** *f.*: Wasserbruch, Zyste durch Stauung von Exsudat in einer serösen Höhle. i.e.S.: H. testis: Flüssigkeitsansammlung im Processus vaginalis testis (gr. kele *f.*: Bruch)

Hymen, enos *m.* (gr.) Hochzeitsgott, dünne Haut; anat.: Schleimhautfalte am Scheideneingang, Jungfernhäutchen

hyoideus, a, um: dem gr. Buchstaben y (υ) ähnlich, hufeisenförmig; anat.: zum Zungenbein (Os hyoideum) gehörend

hyp-, **hypo-** (gr.): unter-, zu wenig

Hypakusis *f.*: Schwerhörigkeit (gr. akuo: hören)

Hypästhesie *f.*: herabgesetzte Empfindlichkeit (gr. aisthesis *f.* Gefühl, Wahrnehmung, Empfindlichkeit)

hyper- (gr.): höher, übermäßig

Hyperämie *f.*: vermehrte Blutfülle, verstärkte Durchblutung (gr. haima *n.*: Blut)

Hyperakusis *f.*: krankhafte Feinhörigkeit (lauter Schall führt u.U. zu schmerzhaftem Hören) (gr. akuo: hören)

Hyperglykämie *f.*: erhöhter Glukosegehalt des Blutes (gr. glykys: süß; haima, atos *n.*: Blut)

Hyperkapnie *f.*: erhöhter arterieller Partialdruck des Kohlendioxid (gr. kapnos *m.*: Rauch, Dunst)

Hyperkines(i)e *f.*: übermäßige Muskeltätigkeit, motorischer Reizzustand des Körpers mit Muskelzuckungen und unwillkürlichen Bewegungen (gr. kineo: bewegen)

Hypermastie (= Polymastie) *f.*: Vorhandensein überzähliger Brustwarzen (gr. poly; mastos *m.*: Brustwarze)

Hypermetrie *f.*: Bewegungsübermaß; Zielbewegungen erfolgen überschießend (gr. metron *n.*: Maß, Strecke)

Hypermetropie (= **Hyperopie**) *f.*: Weitsichtigkeit, Übersichtigkeit (gr. metron *n.*: Maß, ops, opos *m.*: Auge)

Hyperodontie *f.*: Überzahl von Zähnen (gr. odus, odontos *m.*: Zahn)

Hyperopie *f.*: (= Hypermetropie) Weitsichtigkeit, Übersichtigkeit (gr. ops, opos *m.*: Auge)

Hyperorexie *f.*: Heißhunger (gr. hyper: über-; gr. orexis *f.*: Appetit)

Hyperplasie *f.*: Vergrößerung eines Gewebes oder Organs durch Zunahme der Zellzahl (gr. plasis *f.*: Bildung, Gestaltung)

Hyperpnoe *f.*: vertiefte Atmung; Atemtätigkeit, die im Verhältnis zur Arbeitsbelastung und Stoffwechsellage des Organismus zu hoch ist (gr. pnoe *f.*: das Atmen)

Hypertelorismus *m.*: vergrößerter Abstand der beiden Augen (gr. telos *n.*: Ende, Endpunkt)

Hyperthyreose *f.*: Überfunktion der Schilddrüse (Glandula thyroidea) mit Erhöhung des Thyroxingehalts des Blutes

Hypertonie *f.*, **Hypertonus** *m.*: übermäßiger Spannungszustand; arterielle Hypertension, Hochdruckkrankheit (tensio *f.*: Spannung; tonus, i *m.*: Spannung, Spannungszustand)

Hypertrophie *f.*: übermäßige Vergrößerung von Geweben und Organen infolge Vergrößerung (nicht Vermehrung) von Zellen (gr. trophe *f.*: Ernährung)

Hyperventilation *f.*: über den Bedarf gesteigerte Lungenbelüftung (ventilo: wehen, schwingen)

Hypervolämie *f.*: Vermehrung der zirkulierenden Blutmenge (volvo, volvi, volutum: wälzen, rollen, umlaufen; ~ämie)

hypochondriacus, a, um; **hypochondrios** (gr.): unterhalb des Brustknorpels liegend (gr. chondros *m.*: Korn, Knorpel)

Hypodontie *f.*: Unterzahl der Zähne (gr. odus, odontos *m.*: Zahn)

Hypogastrium *n.*: Bereich unter dem Bauch (gr. gaster *f.*: Bauch, Magen, Mutterleib)

Hypogeusie *f.*: herabgesetzte Geschmacksempfindung (gr. geusis: Geschmack)

hypoglossus, a, um: unter der Zunge (gr. glossa *f.*: Zunge)

Hypoglykämie *f.*: Unterzuckerung, zu wenig Glucose im Blut (gr. glykys: süß; haima, atos *n.*: Blut)

Hypogonadismus *m.*: hormonale Unterfunktion der Keimdrüsen (Gonaden)

Hypokapnie *f.*: verminderter Kohlendioxidgehalt im Blut (gr. kapnos *m.*: Rauch, Dunst)

Hypokinese *f.*: Bewegungsarmut, Verminderung der Spontanmotorik (gr. kinesis *f.*: Bewegung)

hypomochlion *n.*: Unterstützungspunkt eines Hebels (gr. mochlion *n.*: kleiner Hebel)

hyponychium, ii *n.*: Keimschicht der Haut unter der Nagelplatte (gr. onyx, nychos: Nagel)

Hypopharynx *m.*: untere Etage des Schlundes

Hypophysis, is *f.*: Hirnanhangsdrüse (gr. hypophysis, eos *f.*: darunter Gewachsenes)

Hypoplasie *f.*: Verkleinerung eines Gewebes oder Organs durch Abnahme der Zellzahl (gr. plasis *f.*: Bildung, Gestaltung)

Hyposmie *f.*: herabgesetzte Geruchsempfindung (gr. osme *f.*: Geruch)

Hypospadie *f.*: Fissura urethrae inferior, untere Harnröhrenspalte (gr. spazo: spalten)

Hypothalamus, i *m.*: Zwischenhirnregion unterhalb des Thalamus

hypothenar, aris *n.* (!): Kleinfingerballen (gr. hypo: unter; thenar *n.*: Daumenballen)

Hypothyreose *f.*: Unterfunktion bis Funktionsausfall der Schilddrüse (Glandula thyroidea) mit Verminderung des Thyroxingehalts des Blutes

Hypotonie *f.*: (Blut-)Druckerniedrigung

hypoton(isch): eine Lösung mit geringerem osmotischem Druck als ein Vergleichsmedium (z.B. Blut) (gr. tonos *m.*: Spannung, Spannungszustand)

Hypotonizität *f.*: das Vorliegen eines hypotonen Zustands

Hypovolämie *f.*: Verminderung der zirkulierenden Blutmenge (volvo, volvi, volutum: wälzen, rollen, umlaufen; ~ämie)

Hypoxämie *f.*: Sauerstoffmangel im Blut (gr. oxis: scharf, sauer; gr. haima, atos *n.*: Blut). **Hypoxie** *f.*: Sauerstoffmangel im Gewebe

hypsizephal: hochköpfig (gr. hypsi: hoch, in der Höhe; kephale *f.*: Kopf)

hystera *f.* (gr.): Gebärmutter, Uterus

I

iatrogen: durch ärztliche Einwirkung entstanden (gr. iatros *m.*: Arzt, Retter, Helfer, Heiland, ~gen)

ichthys, yos *m.* (gr.): Fisch

~iasis, is *f.*: Suffix für Krankheitsgeschehen (häufig nach Hauptsymptom)

~**ideus**, a, um: ~ähnlich, -förmig (gr. eido: ähnlich sein, gleichen)

Identität *f.*: völlige Gleichheit oder Übereinstimmung, Wesensgleichheit, Eigentümlichkeit eines Wesens (idem, eadem, idem: derselbe, der gleiche; identidem: wiederholentlich)

idio-: eigen- (gr. idios: eigen, eigentümlich, privat). **idiopathisch**: selbstständig, unabhängig von anderem, primär entstandene Krankheit (gr. pathos *n.*: Leiden)

Ikterus, i *m.*: Gelbsucht (gr. ikteros *m.*: Gelbsucht, Pirol [gelber Vogel])

ileum, i *n.*: Krummdarm (ileus, a, um: krumm). **ileozäkal**: das Ileum und das Caecum betreffend, Übergang vom Ileum zum Caecum

Ileus *m.*: Darmverschluss (gr. eileo: zusammendrängen, einengen)

ilia, ilium *n.pl.*: Weichen. **iliacus**, a, um; iliacal: die Ilia (Weichen) bzw. das Osilium (Darmbein) betreffend. **ilioinguinalis**, e: im Unterleib-Leistenbereich (ile *n.*: Unterleib; inguen, inguinis *n.*: Leiste)

immersio, onis *f.*: das Eintauchen

immunis, e: frei, befreit, verschont („immun")

impar, is: ungleich, unpaar

imperfectus, a, um: unvollständig, unvollendet

Impingement-Syndrom: Engpass-Syndrom, Schmerzen aufgrund einer Einengung der Schultersehnen zwischen Oberarmkopf und Schulterdach mit Entzündung der Umgebung (engl. impingement: Prall, Zusammenstoß)

Implantation *f.*: 1. Einpflanzung von Gewebe, Organteilen, Organen oder Ersatzmaterial in den Körper. 2. Einnistung der befruchteten Eizelle in die Uterusschleimhaut (implantatio, onis *f.*: Einpflanzung; planta, ae **f.**: Setzling, Propfreis)

Impotenz *f.*: Unvermögen, Schwäche, Unfruchtbarkeit, Zeugungsunfähigkeit, Unfähigkeit des Mannes zum Geschlechtsverkehr (impotens, entis: ohnmächtig, schwach)

impressio, onis *f.*: Eindruck

Impuls(us, ūs) *m.*: Anstoß, Anregung (impello, puli, pulsum: anstoßen, stoßend bewegen, fortstoßen, antreiben)

in-: hinein-, ein-
in-: (verneinend) un-, nicht, ohne (entspr. gr. a, an)
in vitro: im Reagenzglas (vitrum, i *n.*: Glas)
in vivo: am lebenden Objekt (vivum, i *n.*: das Lebendige)
in situ: in der natürlichen Lage (situs, us *m.*: Lage, Stellung)
incertus, a, um: ungewiss, unsicher, schwankend
incido, cidi, cisum: einschneiden, zerschneiden. **incisalis**, e: die Schneidezähne (Dentes incisivi) betreffend. **incisio**, onis *f.*: das Einschneiden, Einschnitt. **incisivus**, a, um: zu den Schneidezähnen gehörend (incido). **incisura**, ae *f.*: Einschnitt
inclinatio, onis, **Inklination** *f.*: Neigung (inclino: neigen, beugen, biegen)
incus, udis *f.* (!): Amboss (eines der 3 Gehörknöchelchen) (cudo: schlagen, klopfen)
index, icis *m.*: Zeigefinger
Indikation *f.*: *med.* Heilanzeige, Veranlassung für eine bestimmte Heilmethode (indico: anzeigen, angeben, verraten). **Indikator** *m.*: Anzeiger
Induration *f.*: Gewebe- oder Organverhärtung (induro: hart machen, härten)
Indusium griseum *n.*: dünne Schicht grauer Substanz (Rindenrudiment) auf der Balkenoberfläche (indusium, i *n.*: Besatz, Schleier; griseus, a, um: grau)
induzieren: bewirken, umsetzen (induco: hineinführen)
infantilis, e: kindlich
Infarkt *m.*: umschriebene Organ- oder Gewebenekrose nach Unterbrechung der Durchblutung (infarcio, farsi, farctum: hineinstopfen)
inferior, ius: der untere
infiltrieren: eindringen, einsickern (filtrum, i *n.*: Seihetuch)
infra-: unter
infundibulum, i *n.*: Eingießer, (kleiner) Trichter; anat.: Hypophysenstiel
inguen, inguinis *n.* (!): Leiste. **inguinal**(is, e): auf die Leistenregion bezogen (inguen, inis *n.*, *pl*: inguina, um: Weichen, Leistengegend, Unterleib)
inhibitio, onis *f.*: Hemmung. **inhibitus**, a, um: angehalten, gehemmt
Inkabein (Os Incae): Os interparietale; der obere Teil der Hinterhauptsschuppe (Squama occipitalis), der bei peruanischen Mumien nicht selten vom unteren Teil durch eine Knochennaht getrennt ist (Inka: Angehöriger der ehemaligen indianischen Herrscher- und Adelsschicht in Peru, besonders der Könige des Inkareiches)
Inkarzeration *f.*: Einklemmung einer Hernie (carcer, eris *m.*: Schranke, Gefängnis)
Inkompatibilität *f.*: Unvereinbarkeit, Unverträglichkeit (in; cum; patior: ertragen, leiden, dulden)
inkongruent: nicht übereinstimmend, nicht passend (congruo: zusammenlaufen, übereinstimmen)

inkretorisch: innersekretorisch, der inneren Sekretion dienend. **Inkrete**: von Hormondrüsen abgegebene Stoffe (in: hinein; cerno, crevi, cretum: scheiden, sondern)

in loco typico: an typischer Stelle (locus, i *m.*: Ort; gr. typicos: bildend, vorbildlich, charakteristisch)

Innervation *f.*: Signalweiterleitung, Nervenversorgung, Nervenwirkung (nervus, i *m.*: Nerv)

innominatus, a, um: unbenannt (nomino: mit einem Namen belegen, nennen)

ino-: auf die Kontraktilität bezogen (gr. is, inos *f.*: Stärke, Muskelkraft). **Inotropie** *f.*: Einflussnahme auf die Kontraktionsfähigkeit von Muskelgewebe (gr. tropos *m.*: Richtung, Wendung)

Insemination *f.*: 1. Künstliche Befruchtung durch Übertragung des männlichen Samens in den weiblichen Genitaltrakt. 2. Eindringen der Samenfäden in das reife Ei (semen, inis n: Same, Samenkorn, Geschlecht)

insensibilis, e: nicht wahrnehmbar (sensus, us *m*: Gefühl, Empfindung)

insertio, ionis *f.*: Ansatzstelle (insero, serui, sertum: hineinfügen, -stecken)

insipidus, a, um: ohne Geschmack (sapio: schmecken)

Inskription *f.*: Einzeichnung (inscriptio, onis f.: das Daraufschreiben, Inschrift)

Inspektion *f.*: Besichtigung (inspicio, spexi, spectum: hineinschauen, besichtigen, untersuchen)

Inspiration *f.*: 1. Einsaugen der Atemluft; 2. schöpferischer Gedanke (inspiro: hineinblasen, einhauchen, einflößen)

Insuffizienz *f.*: ungenügende Leistung, Schwäche eines Organs (sufficio, feci, fectum: ausreichen, genügen)

insula, ae *f.*: Insel

Insult *m.*: Anfall (insilio, silui, sultum: auf oder in etwas springen)

intactus, a, um: unversehrt, unberührt (noch unangerührt), unversucht, heil, funktionsfähig

Integration *f.*: Wiederherstellung einer Einheit, Eingliederung in ein größeres Ganzes (integro: wiederherstellen, erneuern, ergänzen). **Integrator** *m.*: Baustein in der Regelungstechnik, der eine mathematische Integration durchführt

integumentum, i *n.*: Decke, Hülle, äußere Haut

Intentionstremor: grobes Zittern bei Ansetzen einer willkürlichen Bewegung (intentio, onis *f.*: Absicht; tremor, oris m.: das Zittern, Beben)

inter: zwischen

interauricularis, e: zwischen den Herzohren (auricula atrii) gelegen oder verlaufend

intercalatio, onis *f.*: Einschaltung

interdigitalis, e: zwischen den Fingern oder Zehen (digitus, i m.: Finger, Zehe). **interdigitierend**: wie Finger ineinander greifend

intermediär: dazwischen liegend, Zwischenprodukte (frz. intermédiaire: Zwischen-, Mittel-). **intermedius**, a, um: dazwischen liegend, zwischen 2 Gebilden liegend (medius, a, um: mittlerer)

Internodalbündel: zwischen Sinusknoten und Atrioventrikularknoten verlaufende Bahnen (nodus, i *m.*: Knoten)

interosseus, a, um: zwischen Knochen liegend

Intero(re)zeptor *m.*: Rezeptor, der auf im Körperinneren entstehende Reize anspricht (recipio, cepi, ceptum: aufnehmen)

interpeduncularis, e: zwischen den (Hirn-)Stielen (pedunculus, i *m.*: Stiel)

interpositus, a, um: dazwischen gelagert

interradikulär: zahnmed.: zwischen den Zahnwurzeln (radix, icis *f.*: Wurzel)

interruptio, onis *f.*: Zerreißung, Unterbrechung

intersectio, onis *f.*: Durchschneidung, Schnittlinie (sectio, onis *f.*: das Zerschneiden)

Intersexualität: Mischung von weiblichen und männlichen Geschlechtsmerkmalen in einem Individuum; Widerspruch zwischen äußerem Habitus, genitaler Entwicklung und chromosomalem Geschlecht; Scheinzwittertum (sexus, ūs *m.*: Geschlecht)

interstitialis, e: im Zwischenraum liegend. **interstitium**, ii *n*: Zwischenraum (zwischen dem Parenchym gelegenes Bindegewebe mit Gefäßen und Nerven)

Intertrigo, onis *f.*: Hautwolf, Wundsein, nässendes Erythem an Berührungsstellen der Haut wie Leistengegend, Analfalte, Damm (tero: reiben, aufreiben)

intervillosus, a, um: zwischen den Zotten (villus, i *m.*: Zotte)

intestinum, i n.: Darm (intestinus, a, um: inwändig, innen befindlich)

intimus, a, um: innerster

intra: innerhalb

intrafusale Fasern: Muskelzellen innerhalb einer Muskelspindel (fusus, i m.: Spindel zum Spinnen)

intramuralis, e: in der Wand (eines Hohlorgans) gelegen (murus, i *m.*: Mauer, Wand)

Intrauterinpessar *n.*: in die Gebärmutter eingelegte Kupferspirale zur Empfängnisverhütung (uterus, i *m.*: Gebärmutter; pessulus, i *m.*: Riegel)

Intrinsic-Factor: in der Magenschleimhaut gebildetes Mucoprotein, das die Vit. B12-Resorption im Ileum ermöglicht. Fehlen von intrinsic factor bewirkt perniziöse Anämie. **intrinsisch**: von innen her, aus eigenem Antrieb (intrinsecus: im Inneren, innerlich)

introitus, ūs *m.*: Eingang

Intubation *f.*: Einführen eines Rohres (in den Kehlkopf) (tubus, i m.: Röhre)

intumescentia, ae *f.*: Anschwellung (intumesco, tumui: anschwellen)

Intussuszeption *f.*: Einscheidung, Einstülpung (intus: innen, drinnen; suscipio, cepi, ceptum: aufnehmen)

invaginatio, onis *f.*: Einstülpung, Einscheidung (vagina, ae *f.*: Scheide)

invasiv: aktiv eindringend (invado, si, sum: gewaltsam eindringen)

inversio, onis *f.*: Umkehrung. **inversus**, a, um: umgekehrt, verdreht

invisibilis, e: unsichtbar

in-vitro-Fertilisierung *f.*: Befruchtung im Glas; die Eizellen werden mit dem aufbereiteten Sperma in einem Reagenzglas zusammengebracht. Es findet eine spontane Befruchtung statt (fertilis, e: fruchtbar)

Involution *f.*: Rückbildung (involvo, volvi, volutum: hineinwälzen, verhüllen)

inzisal: zahnmed.: an der Kaukante (incido: einschneiden)

ipsilateral: auf derselben Körperseite (ipse, a, um: selbst, selber, eigen; latus, lateris *n.*: Seite)

Iridozyklitis *f.* Entzündung der Iris und des Ziliarkörpers (gr. kyklos *m.*: Kreis, Ring). **Iris**, iridis *f.*: Iris (Tochter des Thaumas und der Elektra, Personifikation des den Himmel mit der Erde verbindenden Regenbogens); anat.: Regenbogenhaut des Auges

Irregularität *f.*: Regellosigkeit, mangelnde Gesetzmäßigkeit (regula, ae *f.*: Richtschnur; Norm). **irregularius**, a, um: nicht der Regel entsprechend, unregelmäßig

irritatio, onis *f.*: Reizung, Erregung

Ischämie *f.*: Verminderung oder Unterbrechung der Durchblutung eines Organs (gr. ischein: zurückhalten, unterbrechen; haima, atos *n.*: Blut)

ischiadicus, a, um: zur Hüfte gehörend (gr.: ischiadikos: an Hüftweh leidend). **Ischialgie** *f.*: Schmerzen im Bereich des N. ischiadicus (gr. algeo: Schmerz empfinden). **Ischias** *m.* oder *n.*: Kurzbezeichnung für 1. N. ischiadicus; 2. Ischiassyndrom. **ischio-**: zum Sitzbein (Os ischii) bzw. Sitzbeinhöcker (Tuber ischiadicum) gehörend. **ischiocrural**: zwischen Tuber ischiadicum und Unterschenkel (crus, cruris *n.*: Schenkel, Unterschenkel) gelegen. **ischyon** *n.* (gr.): Hüfte, Hüftgelenk

iso-: gleich- (gr. isos: gleich)

Isocortex *m.*: phylogenetisch junger Teil der Großhirnrinde mit weitgehend gleichartigem zytoarchitektonischem Aufbau (cortex m.: Rinde)

isogen: von gleicher Herkunft, mit identischer Erbanlage

Isokorie *f.*: Gleichheit der Pupillenweite beider Augen (gr. kore *f.*: Mädchen, Pupille)

isometrisch: gleiches Maß, gleiche Länge (gr. metron *n.*: Maß, Maßstab, Länge). **Isometrische Muskelkontraktion**: Muskelanspannung ohne Verkürzung der Muskelfasern

isomorph: von gleicher Form (gr. morphe *f.*: Gestalt)

isoton(isch): eine Lösung mit gleichem osmotischem Druck wie ein Vergleichsmedium (z.B. Blut) (gr. tonos *m.*: Spannung, Ton). **Isotonische Muskelkon-**

traktion: Muskelverkürzung ohne Spannungsänderung

isthmus, i *m.* enger Durchgang, schmale Verbindung

~**itis**, ~itidis, *pl.* ~itiden *f.*: Suffix, das in der Medizin eine Entzündung kennzeichnet; im Stammwort wird das erkrankte Organ oder System vorzugsweise mit der griechischen Bezeichnung verwendet (z.B. Nephritis, Neuritis; nicht Rektitis (lat. Rectum), sondern Proktitis). Allgemein kennzeichnet das Suffix eine erhöhte Aktivität eines Organs oder anderer Begriffe aus dem Naturreich (Steine, Weinarten), die eine Metamorphose der ursprünglichen Substanz bewirken kann (Sand wird zu Stein: Sandstein, Fenchel zu Wein: Fenchelwein etc.). Bei der Entzündung steht -itis also für erhöhte Aktivität (welcher Art auch immer) eines Organs mit wesentlicher Veränderungspotenz

J

Jejunum, i *n.*: Leerdarm (ieiunus, a, um: nüchtern, hungrig, armselig)

jugularis, e: das Jugulum betreffend. **jugulum**, i *n.*: Kehle, Hals, med.: Drosselgrube (iugulo: die Kehle abschneiden, abschlachten). **jugum**, i *n.*: Joch, Querbalken, Bergrücken, Berg; anat.: (Knochen-)Erhebung

junctio, onis *f.*: Verbindung (iungo, iunxi, iunctum: anspannen, verbinden).

junctura, ae *f.*: Verbindung

juvenilis, e: jugendlich

juxta: dicht daneben, nahe an

juxtaglomerulär: neben den Glomeruli der Niere gelegen (s. glomerulus)

K (siehe auch unter C)

Kakosmie *f.*: Geruchstäuschung (gr. kakos: schlecht, übel; osme *f.*: Geruch)

Kallo(so)tomie *f.*: operative Durchtrennung des Balkens (Corpus callosum). **Kallus** *m.*: Schwiele, Knochenschwiele (callosus, a, um: verdickt, schwielig; callum, i *n.*: Schwiele, verdickte Haut)

Kalorimetrie *f.*: Messung von Wärmemengen, die an biologische, chemische oder physikalische Vorgänge gekoppelt sind (calor, -oris *m.*: Wärme, Hitze, Glut; gr. metron *n.*: Maß, Maßstab, Länge). **kalorisch**: die Wärme betreffend

kalzifizieren: verkalken (calx, calcis *f.*: Kalkstein, Kalk)

Kanthomeatalebene: Ebene durch Kanthus und Meatus acusticus externus (gr. kanthos *m.*: Augenwinkel; meatus, us *m.*: Gang, Weg)

Kapazität *f.*: 1. Fassungs-, Leistungs-, Speicherungsvermögen. 2. hervorragender Fachmann (capacitas, atis *f.* Fassungsfähigkeit, Raum).

Kapazitation *f.*: Reifungsprozess der Spermien im weiblichen Genitaltrakt (capax, acis: fassungsfähig, empfänglich)

Kardia: s. Cardia. **kardiovaskulär**: Herz und Blutgefäße betreffend (cardia, ae *f.*: Herz; vasculum, i *n.*: kleines Gefäß)

Karies *f.*: Zerfall der Zahnhartsubstanz (Zahnkaries); entzündliche Erkrankung des Knochens mit Zerstörung von Knochengewebe (Knochenkaries) (caries, ei *f.*: Morschheit, Fäulnis)

Karnivoren: Fleischfresser (Tiere oder Pflanzen) (caro, carnis *f.*: Fleisch; voro: verschlingen, gierig fressen)

Karotissinus *m.*: Sinus caroticus, die Erweiterung des Anfangsteils der Arteria carotis interna (s. Sinus)

karpal-: zur Handwurzel gehörend. **karpos** *m.* (gr.): Handwurzel

Karyo-: Kern-, Zellkern- (gr. karyon *n.* (!): Kern)

Karzinom: s. carcinoma

Kaskadenmagen: Überhängen eines erweiteren Magenabschnitts mit treppenartiger Kontur der großen Kurvatur (frz. cascade *f.*: stufenförmiger Wasserfall)

Kastration *f.*: Ausschaltung oder Entfernung der Keimdrüsen (castro: entmannen, verschneiden)

kat-, kata- (gr.): hinab-

Katabolismus: abbauender Stoffwechsel, Abbau der Stoffe im Körper (gr. kataballo: hinabwerfen, hinunterbringen)

Katarakt *f.* (!): Trübung der Augenlinse, Grauer Star (cataracta, ae *f.*: Wasserfall; gr. kat-arasso: herabstürzen)
Katarrh *m.*: med.: Schleimhautentzündung mit meist reichlichen Absonderungen (gr. katarrheo: herabfließen, triefen)
kaudal: s. caudalis
kerat(in)o-: Horn- (gr. keras, atos *n.*: Horn). **Keratin** *n.*: Hornstoff. **Keratitis** *f.*: Entzündung der Hornhaut des Auges (Cornea)
kinocilium, i *n.*: Flimmerhärchen, beweglicher Zellfortsatz (gr. kinesis *f.*: Bewegung; cilium, i *n.*: Wimper)
~**klast**: s. ~clast(us)
Klaustrophobie: Angst vor dem Aufenthalt in geschlossenen Räumen (claustrum, i *n.*: Verschluss, Käfig; -phob)
Klimakterium *n.*: Wechseljahre der Frau, Jahre der hormonellen Umstellung vor und nach der Menopause (gr. klimakter *n.*: Stufenleiter, kritischer Zeitpunkt im Leben)
kline *f.* (gr.): Lager, Bett
kneme *f.* (gr.): Schienbein
kodieren: eine Nachricht mit Hilfe eines Kodes verschlüsseln (codex, icis *m.*: Buch, Sammlung von Gesetzen; frz. code: Schlüssel zu Geheimschriften)
Koeffizient *m.*: kennzeichnende Größe für bestimmte technische od. physikalische Verhaltensweisen. *math.*: Vorzahl der veränderlichen Größen einer Funktion (coef-ficio, -feci, -fectum: mitbewirken)
kognitiv: die Erkenntnis betreffend (cognosco, gnovi, gnitum: erkennen, kennen lernen)
Kolik *f.*: krampfartige Leibschmerzen (gr. kolon *n.*: Grimmdarm)
Kollagen: Protein des Binde- und Stützgewebes; „Leim erzeugend": z. B. Knochenleim (gr. kolla *f.*: Leim; genesis *f.*: Entstehung)
kollateral: s. collateralis
Kollektor *m.*: Sammler (colligo, legi, lectum: zusammenlesen, sammeln)
Kolloid *n.*: Teilchen oder Tröpfchen, die in einem anderen Medium (Dispersionsmedium) fein verteilt sind (gr. kolla *f.*: Leim; gr. eido: ähnlich sein, gleichen). **kolloidosmotischer Druck**: osmotischer Druck in einer kolloidalen Lösung
Kolobom *n.*: Spalt in der Iris (gr. koloboo: verstümmeln, verkürzen)
Kolon *n.*: s. colon
Kolostrum: s. colostrum
Kolpo-: die Scheide betreffend (gr. kolpos *m.*: Busen, Schoß, Scheide)
Koma *n.* (gr.): tiefer Schlaf; schwerste Form einer Bewusstseinsstörung
Kommunikation *f.*: *allg.* 1. Verständigung untereinander, Umgang, Verkehr. 2. Verbindung, Zusammenhang. *biol.* 1. Interaktionen zwischen Zellen, Geweben, Organen und Organismen zum Zwecke der Verhaltenskoordination. 2. Informationsübertragung innerhalb

eines Organismus. 3. Übermittlung von Signalen und Informationen zwischen zwei oder mehreren Einzelorganismen (communico: teilen, mitteilen, teilnehmen lassen; gemeinsam machen, vereinigen)

Kompartiment *n.*: Abteilung, Fach (*mlat.* compartimentum, i *n.*: abgeteiltes Feld; pars, partis *f.*: Teil)

Kompensation *f.*: Ausgleich, Entschädigung, Aufrechnung (compensatio, onis *f.*: Ausgleichung)

Komplement *n.*: Serumeiweiß, das die spezif. Wirkung von Antikörpern ergänzt oder aktiviert (complementum, i *n.*: Ergänzung, Ergänzungsmittel). **komplementär**: sich gegenseitig ergänzend

Kompression *f.*: Zusammenpressung (comprimo, pressi, pressum: zusammendrücken)

kondylos *m.*: s. condylus

Konglomerat *n.*: Zusammenballung, Gemisch (glomero: zu einem Knäuel ballen)

Kongruenz *f.*: Übereinstimmung, Deckungsgleichheit (congruens, entis: übereinstimmend, passend)

Koniotomie *f.*: Durchschneidung des Conus elasticus (Lig. cricothyroideum medianum) des Kehlkopfs. **konisch**: kegelförmig (gr. konos *m.*: spitzer Zapfen, Kegel)

Konjugation *f.*: Verbindung (conjugatio, onis *f.* Verbindung; coniugo: paarweise zusammenbinden; iugo: verbinden)

Konkrement *n.*: Stein, krankhaftes festes Gebilde in Körperhöhlen oder ableitenden Systemen (con-cresco, -crevi, -cretum: durch Verdichtung entstehen)

Konsolidierung *f.*: Festigung, Sicherung (solidus, a, um: dicht, fest)

Kontinenz *f.*: Fähigkeit, etwas zurückzuhalten (contineo: zusammenhalten, zurückhalten)

Konstriktion *f.*: Zusammenschnüren. *med.*: verengendes, meist krankhaftes Zusammenziehen von Blutgefäßen (s. Vasokonstriktion), im Bronchialsystem oder eines Hohlorganes (con-stringo, -strinxi, -strictum: zusammenschnüren, -binden)

Kontinuität *f.*: (lückenloser) Zusammenhang; ununterbrochener, gleichmäßiger Fortgang (continuo: aneinander reihen, aufeinander folgen lassen, ohne Unterbrechung folgen lassen)

Kontraktion *f.*: Zusammenziehung (contractio, onis *f.*: das Zusammenziehen, Verkürzung)

Kontrast *m.*: starker Gegensatz, auffallender Unterschied (contrarius, a, um: gegenüber liegend, entgegengesetzt)

Kontrazeption *f.*: Empfängnisverhütung (contra: gegenüber, entgegen, wider; capio, cepi, captum: erfassen, empfangen; acceptio, onis *f.*: das Empfangen, Annahme)

Konvergenz *f.*: Zusammentreffen; Annäherung der Augenachsen beim Nahsehen (s. convergo)

Konvolut *n.*: Knäuel (z. B. von Darmschlingen, Blutgefäßen),

Sammelband (convolvo, volvi, volutum: zusammenrollen, umwickeln)

Konzeption *f.*: *med.* Befruchtung der Eizelle, Schwangerschaftseintritt (conceptio, onis *f.*: Empfängnis; con-cipio, -cepi, -ceptum: schwanger werden)

kopr-, kopro-, copro: Wortteil mit der Bedeutung Schmutz, Kot (gr. kopros *f.*: Exkremente). **Kopremesis**: Koterbrechen (gr. emesis *f.*: Erbrechen)

korax, korakos *m.* (gr.): Rabe

korone *f.* (gr.): das Gekrümmte

kortikal: auf die Rinde bezogen, Rinden~ (cortex, icis *m.*: Rinde). **kortikofugal**: von der (Hirn-) Rinde ausgehend (fugio, fugi, fugitum: fliehen). **kortikopetal**: zur (Hirn-)Rinde führend (peto, ivi, itum: erstreben, zu erreichen suchen)

Kotransport *m.*: s. Cotransport

kotyledon: s. cotyledo

kranial: s. cranialis

Kretinismus *m.*: angeborene oder früh erworbene Unterfunktion der Schilddrüse mit Schwachsinn, Zwergwuchs u.a. (frz. cretin *m.*: körp. und geist. verkrüppelter Mensch, Dummkopf)

~**krin**: s. ~crin

kryo-: Kälte- (gr. kryos *n.*: Kälte, Frost)

krypte *f.* (gr.): unterirdischer Gang. **krypto-**: versteckt, unbekannt (gr. kryptos: verborgen, versteckt). **Kryptorchismus**: Zurückbleiben der Hoden in der Bauchhöhle oder im Leistenkanal (gr. orchis: Hoden)

Kyphose *f.*: Buckel, physiol. od. pathol. Wirbelsäulen(ver)krümmung (gr. kyphos: gebückt, vornüber gebogen)

kystis *f.* (gr.): Beutel, Blase, Harnblase, blasenförmiges Organ

kytos *m.* (gr.): Hülle, Gefäß; zyt-: Zelle

L

labialis, e: zur Lippe gehörend, der Lippe zugekehrt (labium). **labium**, i *n.*: Lippe, Wulst

labrum, i *n.*: Lippe, Rand; anat.: lippenförmiger Rand einer Gelenkpfanne

labyrinthus, i *n.*: Irrgarten, Labyrinth

lacer, era, erum: zerrissen

lacertus, i *m.*: Muskel (des Oberarms), Kraft

lacrima, ae *f.*: Träne. **lacrimalis**, e: Tränen-, zur Tränendrüse gehörend

lac, lactis *n.* (!): Milch. **lactalis**, e: Milch-. **lactifer**(us), fera, ferum: Milch abführend (fero: tragen, wegtragen)

lacuna, ae *f.*: Vertiefung, Lücke

lacus, ūs *m.*: See

laesio, onis *f.*: Verletzung

laevis, e (levis): glatt, unbehaart (ohne Zotten)

lagena, ae *f.*: Flasche

Laktat *n.*: Salz der Milchsäure. **Laktation** *f.*: Produktion und Abgabe von Milch (lac, lactis *n.*: Milch). **laktazide Phase**: Anstieg des Milchsäurespiegels in Blut und Muskel (acidus, a, um: sauer). **laktogen**: Milch bildend (genesis *f.*: Entstehung)

lakunär: mit Lakunen (Vertiefung, Grube, Lücke) versehen

lambdoideus, a, um: dem gr. Buchstaben Lambda ähnlich (Λ, λ)

lamella, ae *f.*: schmale Platte (frz. lamelle *f.*: Blättchen, Plättchen). **lamina**, ae *f.*: Platte, Blatt, Schicht. **Lamina tecti**: Vierhügelplatte (tectum, i *n.*: Dach). **laminar**: in Schichten (z.B. strömend, ohne Turbulenzen)

lanugo, inis *f.*: Wolle

Laparoskopie: endoskopische Bauchuntersuchung (gr. lapare *f.*: Weichen, Bauch; -skop)

laryngeus, a um: zum Kehlkopf gehörend. **larynx**, yngis *m.* (gr.): Kehlkopf

lateralis, e: zur Seite gelegen (latus, eris *n.*: Seite). **Lateralisation** *f.*: 1. Verlagerung, Verschiebung zur Seite; 2. Entwicklung der Zuordnung von Großhirnhemisphären zu psychischen Funktionen. **Lateralität** *f.*: Dominanz einer Körperseite (z.B. Linkshändigkeit)

Laterotrusion *f.*: zahnmed.: Bennet-Bewegung; Bewegung, bei der die eine Seite des Unterkiefers von der Normalstellung aus nach lateral schwenkt. Dabei stellt der Kondylus der aus der Mitte sich weg bewegenden Seite (Arbeitsseite) das Bewegungszentrum (ruhender Kondylus) dar (trudo, si, sum: stoßen, verdrängen)

latissimus, a, um: sehr breit (sup. v. latus). **latus**, a, um: breit, groß

latus, eris *n.*: Seite, Flanke

~lemm *n.*: ~hülle, ~umhüllung (gr. lemma, atos *n.*: Rinde, Schale, Haut, Hülle)

lemniscus, i *m.*: kleines Band, Schleife

lens, lentis *f.*: Linse. **lenticularis**, e: linsenartig, -förmig. **lentiformis**, e: linsenförmig

leptomeninx, ingis *f.*: anat.: weiche Hirnhaut (Arachnoidea + Pia mater) (gr. leptos; meninx). **leptoprosop**: schmal-, hochgesichtig (gr. prosopon *n.*: Gesicht). **leptos** (gr.): dünn, fein, zart, mager. **leptosom**: schlanker, schmalwüchsiger Körperbau mit langen zartknochigen Gliedmaßen (gr. soma *n.*: Körper)

letalis, e: tödlich

leuco-, **leuko-**: weiß (gr. leukos: leuchtend, glänzend, weiß). **Leukämie** *f.*: Hyperleukozytose, Leukose, Blutkrebs, Erkrankung des blutbildenden Systems mit stark vermehrter Bildung von Leukozyten und ihrer funktionsuntüchtigen Vorläuferzellen (gr. haima, atos *n.*: Blut). **leucocytus**, i *m.*: weiße Blutzelle, Leukozyt. **Leukopenie** *f.*: Verminderung der Zahl der Leukozyten im periph. Blut (gr. penia *f.*: Armut, Mangel)

levator, oris *m.*: Heber (levo: in die Höhe heben, aufrichten)

liber, era, erum: frei, ungebunden

lichen, enis *m.*: Flechte

lien, enis *m.*: Milz. **lienalis**, e: zur Milz gehörend

ligamentum, i *n.*: Band. **Ligatur** *f.*: Unterbindung von Blutgefäßen (ligo: binden, umschlingen)

limbicus, a, um: 1. einen Limbus betreffend; 2. das limbische System betreffend. **limbus**, i *m.*: Saum, Rand

limen, inis *n.* (!): Schwelle, Grenze. **limitans**, antis: begrenzend

linea, ae *f.*: Richtschnur, Linie

lingua, ae *f.*: Zunge, Rede, Wort, Sprache. **lingualis**, e: zur Zunge gehörend, der Zunge zugekehrt. **lingula**, ae *f.*: kleine Zunge, zungenförmige Struktur

lipo-: Fett- (gr. lipos *n.*: Fett). **Lipom(a)** *n.*: (gutartige) Fettgewebsgeschwulst

liquor, oris *m.*: Flüssigkeit. **Liquorrhoe** *f.*: Abfließen von Liquor über eine Liquorfistel (gr. rheo: fließen)

lissencephal: Gehirn mit glatter Oberfläche (gr. lissos: glatt, enkephalos *m.*: Gehirn). **Lissosphinkter** *m.*: aus glatter Muskulatur bestehender Schließmuskel

lithos *m.* (gr.): Stein

lobulus, i *m.*: Läppchen, läppchenförmiger Organteil. **lobus**, i *m.*: Lappen

lochia, ae *f.*: Kindbettfluss (gr. locheia *f.*: Geburt)

locus, i *m.*: Ort. **locus minoris resistentiae** *m.*: Stelle geringerer Widerstandsfähigkeit

Loge *f.* (frz.): kleiner, abgeteilter Raum

lokomotorisch: die Fortbewegung, den Gang betreffend (locus; moveo, movi, motum: bewegen)

longissimus, a, um: sehr lang, der Längste (sup. v. longus). **longitudinalis**, e: längs verlaufend, längs gerichtet. **longitudo**, inis *f.*: Länge. **longus**, a, um: lang, (weit) entfernt

Lordose *f.*: Krümmung der Wirbelsäule nach vorn (gr. lordosis *f.*: Rückgratverbiegung)

Lubrikation *f.*: Austritt von schleimiger Gleitflüssigkeit (aus den Bartholini- und den Skene-Drüsen der Frau oder dem Penis des Mannes (Präejakulat) beim Geschlechtsverkehr (lubricus, a, um: schlüpfrig, glatt)

lucidus, a, um: hell, leuchtend

lumbalis, e: zur Lende gehörend

lumbricalis, e: wurmförmig, Wurm-. **lumbricus**, i *m.*: Spulwurm, Regenwurm

lumbus, i *m.*: Lende

lumen, inis *n.*: Licht, lichte Weite

luna, ae *f.*: Mond. **lunatus**, a, um: mondförmig. **lunula**, ae *f.*: kleiner Mond, mondförmiges Gebilde

lusorius, a, um: spielerisch (s. Dysphagia lus.)

Lutealphase *f.*: Sekretionsphase des Menstruationszyklus, bewirkt durch das vom Corpus luteum produzierte Hormon Progesteron (luteus, a, um: gelb). **Luteinisierung** *f.*: „Gelbwerdung"; Umwandlung der Granulosa- und Theka-interna-Zellen des Graaf-Follikels in den Gelbkörper (Corpus luteum)

Luxation *f.*: Verrenkung (luxo, luxavi, luxatum: verrenken, aus seiner Lage bringen; luxatio, onis *f.*: Verrenkung)

lympha, ae *f.*: klares Wasser, Lymphe. **Lymphadenektomie** *f.*: operative Entfernung von Lymphknoten („Lymphdrüsen") (gr. aden, adenos *m./f.*: Drüse; gr. ektemno: (her)ausschneiden). **lymphaticus**, a, um: zum Lymph(gefäß)system gehörend. **lympho-**: zum lymphatischen System gehörend

lysis *f.* (gr.): Ablösung, Auflösung

M

macro-: groß- (gr. makros: groß, ausgedehnt)
macula, ae *f.*: Fleck 1. Hautveränderung, 2. fleckförmiger Organbezirk (im Utriculus und Sacculus)
magnus, a, um: groß
major *m./f.*, **majus** *n.*: größer
makro-: s. macro-
Makrophagen: „große Partikel fressende Zellen"; mobile Zellen des monozytären Systems (gr. phagos *m.*: Fresser)
makroskopisch: ohne optische Hilfsmittel, mit bloßem Auge erkennbar (skopeo: betrachten, untersuchen)
makrosmatisch: mit stark ausgebildetem Geruchsinn (gr. osme *f.*: Geruch)
Malabsorption *f.*: ungenügende Nahrungsaufnahme aus dem Darm (malus, a, um: böse, schlecht, unbrauchbar; absorbeo: verschlucken)
Malazie *f.*: Erweichung (gr. malakos: weich)
malformatio, onis *f.*: Fehlbildung (malus, a, um: schlecht)
malignus, a, um: bösartig
malleolus, i *m.*: Hämmerchen, Fußknöchel (nach Vesal). **malleus**, i *m.*: Hammer (Gehörknöchelchen)
Malrotation *f.*: Störung der fetalen Darmdrehung mit Lageanomalie des Darmtrakts (malus, a, um: schlecht; rotatio, onis *f.*: Drehung)
Maltase *f.*: Maltose (Malzzucker) spaltendes Enzym (engl. malt: Malz zum Bierbrauen)
mamilla, ae *f.*: kleine Brust, Brustwarze (dimin v. mamma, bzw. Kurzform von Papilla mammae). **mamma**, ae *f.*: Brust, Brustdrüse. **Mammalia**, orum *n.pl.*: Säugetiere. **mammaria interna**: frühere Bezeichnung der A. und V. thoracica interna
mandibula, ae *f.*: Unterkiefer (mando: kauen, in etwas beißen). **mandibularis**, e: zur Mandibula gehörend
Manschette *f.*: Papierkrause für Blumentöpfe (frz. manchette *f.*: Handkrause, Stulpe; dimin. v. manche: Ärmel; lat. manicae, arum *f.pl.*: (langer) Ärmel)
manubrium, i *n.*: Handgriff, Henkel. **manus**, ūs *f.*: Hand, Arm
marginalis, e: Rand-, randständig; beim Großhirn: auf die Mantelkante bezogen. **margo**, inis *m.*: Rand, Randleiste
massa, ae *f.*: zusammengeknetete Masse, Klumpen
masseter, eris *m.*: Kaumuskel (gr. masso: kauen, kneten). **massetericus**, a um: zum M. masseter gehörend

masticatorius, a, um: dem Kauen dienend (gr.: mastax, akos *f.*: Kauwerkzeuge)

mastoideus, a, um: warzenähnlich, auf den Warzenforsatz (Processus mastoideus) bezogen, warzenartig. **mastos** *m.* (gr.): Brust, Mutterbrust

Masturbation *f.*: Die Etymologie des Wortes ist nicht sicher geklärt. Oftmals wird es vom lat. manustupratio (manus: Hand; stuprare: Unzucht treiben, schänden) abgeleitet: Unzucht mit der Hand. Eine andere Herleitung stützt sich auf die Vorsilbe mas- (von masculinus) und turbare: stören, aufrühren.

mater, matris *f.*: Mutter; anat.: Hülle. **maternal**: mütterlich (maternus, a um: mütterlich). **matrix**, icis *f.*: Mutter, Erzeugerin; Keimschicht, Grundsubstanz

maxilla, ae *f.*: Gebiss, Zähne, Kinnlade, anat.: Oberkiefer. **maxillaris**, e: zur Maxilla gehörend

maximus, a, um: sehr groß, der Größte (sup. v. magnus)

meatus, ūs *m.*: Gang, Bahn

Mechano(re)zeptor *m.*: sensibles Endorgan, das durch mechanische Reize (Druck, Dehnung) erregbar ist (gr. mechane *f.*: Werkzeug, Maschine, künstliches Mittel)

medialis, e: mehr zur Mittelebene (Medianebene) des Körpers gelegen

medianus, a, um: genau in der Mitte liegend

mediastinum, i *n.*: Mittelraum („quod per medium stat": was in der Mitte steht)

Mediator: Vermittler (medius: mittlerer; frz. mediateur: Vermittler)

Meditation: Nachdenken, sinnende Betrachtung, geistig-religiöse Übung zur Selbsterfahrung (meditor: nachdenken, überdenken, sich üben)

medius, a, um: in der Mitte befindlich, mittlerer

medulla, ae *f.*: Mark. **medullaris**, e: auf das Mark bezogen

Medusa: s. Caput Medusae

mega, **megalo**-: groß, Riesen- (gr. megas, megale, mega: groß)

Megacolon *n.*: hochgradige Erweiterung des Dickdarms

Megakaryozyt *m.*: Riesenzelle im Knochenmark mit zahlreichen Zellkernen oder Riesenzellkern; bildet durch Plasmaabschnürungen Thrombozyten (karyon: Kern)

Megaloblast *m.*: kernhaltige Vorstufe des Megalozyten

Megalozyt *m.*: besondere großer Erythrozyt

meion (gr.): kleiner (comp. v. mikros). **meioo** (gr.): verkleinern. **Meiose** *f.*: Reifeteilungen der Geschlechtszellen unter Reduktion der Chromosomenzahl (meioo)

melano-: schwarz- (gr. melas, melaina, melan: schwarz). **melanocyt**(us, i) *m.*: Zelle mit eingelagerten schwarzen Pigmentgranula. **Melatonin** *n.*: **Melanotropin**, melanotropes

Hormon, Melanozyten-stimulierendes Hormon; Hormon der Zirbeldrüse (Corpus pineale, Epiphysis cerebri) (gr. tonos: Spannung: teino: spannen, ausdehnen, auf etwas zustreben; i.S. einer Wirkung auf die epidermalen Melanozyten (Farbänderung der Haut bei vielen Tierarten)

mellitus, a, um: süß (mel, mellis *n.*: Honig)

membrana, ae *f.*: Häutchen, Pergament. **membranaceus**, a, um: hautartig, aus Haut bestehend

membrum, i *n.*: Glied

Menarche *f.*: Zeitpunkt des ersten Auftretens der Menstruation (gr. men *m.*: Monat; arche *f.*: Anfang)

mendosus, a, um: fehlerhaft, häufig fehlend

mene *f.* (gr.): Mond

meningeus, a, um: zu den Hirnhäuten gehörend. **Meningitis**: Hirnhautentzündung. **meninx**, ingis *f.*: Hirnhaut

meniscus, i *m.*: Möndchen (dimin. v. mensis); halbmondförmige Knorpelscheiben im Kniegelenk

Menopause *f.*: Aufhören der Monatsblutungen im Klimakterium (gr. mene; pauo: beendigen)

mensalis, e: einen Tisch betreffend (mensa, ae *f.*: Tisch, Essen)

mensis, is *m.*: Monat, Mond

menstruatio, onis *f.*: Monatsblutung. **menstruus**, a, um: monatlich

mental: geistig, gedanklich (mens, mentis *f.*: das Denken, Verstand, Gedanken)

mentalis, e: 1. zum Kinn gehörend (mentum); 2. geistig, gedanklich (mens). **mentum**, i *n.*: Kinn

meralgia *f.*: Neuralgie des N. cutaneus femoris lateralis (gr. meros *m.*: Oberschenkel; algos *m.*: Schmerz)

merocrinus, a, um: teilabsondernd; Drüsenabscheidungsmechanismus mit nur geringem Plasmaverlust (gr. meros *n.*: Teil, Anteil; -crin). Synonym: ekkrin

mes-, **meso-**: (gr. mesos: mittlerer, zwischen-) 1. mittlerer, Mittel-, mittelmäßig; 2. Bezeichnung von Bauchfellduplikaturen und Gekrösen von Organen (abgeleitet von Mes-enterium) und Umschlagstellen von parietalen auf viszerale Serosablätter. „Mes(o)"- wird vorzugsweise in Verbindung mit der gr. Organbezeichnung verwendet (z.B. Mesosalpinx der Tuba uterina); analoge Verwendung von mes(o)- auch im mikroskopischen Bereich (z.B. Mesangium, Mesaxon)

Mesangium *n.*: Bindegewebe zwischen den Nieren-Glomeruluskapillaren (gr. angeion *n.*: Gefäß)

Mesencephalon, i *n*: Mittelhirn (gr. encephalon)

Mesenchym(a, atis) *n.*: embryonales Bindegewebe, pluripotentes Grundgewebe; histolog. Begriff für das nichtepitheliale Gewebe des Keims (gr. enchyma *n.*: das Eingegossene)

mesenterium, ii *n.*: Dünndarmgekröse (gr.: enteron *n.*: Darm)

mesial: zahnmed.: der Medianebene (des Zahnbogens) zugekehrt

Mesiodens *m.*: zusätzliche Zahnanlage im Bereich der Oberkieferschneidezähne (s. Hyperodontie) (dens, dentis *m.*: Zahn)

Mesocortex *m.*: Übergangszone zw. Allo- und Isocortex (cortex *m.*: Rinde)

Mesoderm(a, atis) *n.*: mittleres der 3 embryonalen Keimblätter

mesogastrium, i *n.*: Magengekröse (gr. gaster, gastros *f.*: Magen)

mesomorph: von athletischer Konstitution (gr. morphe *f.*: Gestalt)

Mesopharynx, yngis *m.*: mittlere Etage des Schlundes

mesoprosop: mittelgesichtig (gr. prosopon *n.*: Gesicht)

Mesosalpinx *f.*: Bauchfellduplikatur zur Tuba uterina (gr. salpinx, ingis *f.*: Trompete; Eileiter)

Mesotendineum, i *n.*: s. Mesotenon (lat. tendo, inis *m.*: Sehne)

Mesotenon(ium, i), **Mesotenon**, ontis *n.*: Verbindung zwischen viszeralem und parietalem Blatt der Sehnenscheide (gr. tenon, ontos *m.*: Sehne)

Mesothel(ium) n.: Bezeichnung für das einschichtige Plattenepithel der serösen Höhlen

met-, meta- (gr.): zwischen-, mitten-, nach-, einen Wechsel ausdrückend

metabolisch: im Stoffwechsel entstanden (gr. metabole *f.*: Veränderung, Wechsel)

metacarpus, i m.: Mittelhand („hinter dem Karpus")

Metachromasie *f.*: unterschiedliche Färbung durch denselben Farbstoff (gr. chroma *n.*: Farbe)

Metamerie *f.*: segmentale Gliederung in hintereinander liegende gleiche Abschnitte (gr. meta: nacheinander; meros *n.*: Teil). **Metamere**: Segmente längs der Körperhauptachse

Metamorphose *f.*: Umgestaltung, Verwandlung (gr. metamorphoo: umgestalten, sich verwandeln)

metanephrogenes Blastem: das die Nachnieren bildende Keimgewebe. **Metanephros** *m.*: Nachniere, definit. Niere (gr. nephros *m.*: Niere)

Metaphase *f.*: Stadium der Kernteilung in Mitose und Meiose mit Anordnung der Chromosomen zur Äquatorialplatte (gr. phasis, eos *f.*: Abschnitt)

Metaphyse *f.*: Wachstumszone der Röhrenknochen (gr. phyo: wachsen)

Metaplasie *f.*: Umwandlung einer Gewebeart in eine andere nahe verwandte (gr.: metaplasso: umbilden, anders gestalten)

Metapodium: s. Acropodium

Metastase *f.*: Absiedlung von erkrankten Geweben, Tochtergeschwulst (gr. metastasis *f.*: Wanderung, Auswanderung)

Metatarsalgie *f.*: Mittelfußschmerz (-algie). **Metatarsus** *m.*: Mittelfuß zwischen Fußwurzel und Zehen (tarsus, i *m.*: Fußwurzel)

metencephalon, i *n.*: Hinterhirn (Pons + Cerebellum) (gr. meta; enkephalos: Gehirn)

Meteorismus *m.*: Blähsucht, Gasansammlung im Darm oder in der freien Bauchhöhle (gr. meteoros: in die Höhe gehoben, in der Luft befindlich)

metra *f.* (gr., mit η [eta] geschr.): Gebärmutter

Metropie *f.*: normale Refraktion des Auges (gr.: metrios: das rechte Maß habend, passend; opsis *f.*: Auge)

Metrorrhagie: länger als sieben Tage andauernde Uterusblutung (gr. metra *f.*: Gebärmutter; gr. rhage *f.*: Reißen, Riss)

micro-: klein- (gr. mikros: klein, kurz, wenig)

microvillus, i *m.*: Mikrozotte; Zytoplasmafortsatz an der Oberfläche von Epithelzellen (villus, i *m.*: Zotte)

mictio, onis *f.*: Harn lassen

Migräne *f.*: anfallsweise auftretende, meist einseitige Kopfschmerzen (med.: Hemikranie: gr. hemi-: halb; kranion: Schädel; frz. migraine: einseitiges Kopfweh)

Migration *f.*: Wanderung, Ab-, Einwanderung, längerfristiger Wohnsitzwechsel, aktive Ortsveränderung (migratio, onis *f.*: Wanderung)

mikro-: s. micro-

Mikrogenie *f.*: Kleinheit des Unterkiefers, zurückstehendes Kinn (gr. genaion *n.*: Kinn)

Mikroglia: Sammelbezeichnung für kleine Zellformen der Neuroglia des ZNS

Mikrophagen: neutrophile Granulozyten; Fresszellen, die kleinere Partikel aufnehmen und verdauen können (gr. phagein: essen, fressen)

mikroskopisch: nur durch das Mikroskop erkennbar, winzig (~skop)

mikrosmatisch: mit gering ausgebildetem Geruchsinn (gr. osme *f.*: Geruch, Duft)

Mikrozephalie *f.*: Kleinköpfigkeit (gr. kephale *f.*: Kopf)

mimisch: die Mimik betreffend, Gebärden- und Mienenspiel des Gesichts (gr. mimos *m.*: Nachahmung, Schauspieler)

minimus, a, um: sehr klein, der Kleinste (sup. v. parvus: klein)

minor *m./f.*, **minus** *n.*: kleiner (comp. v. parvus: klein)

Miose, **Miosis** *f.*: Engstellung der Pupille (gr. meiosis *f.*: Verkleinerung)

mirabilis, e: wunderbar, erstaunlich

mitis, e: mild, gelinde

mitochondrium, i *n.*: rundliche bis gestreckte Zellorganellen (gr. mitos; chondros *m.*: Korn). **mitos** *m.* (gr.): Faden. **Mitose**, **Mitosis** *f.*: Zellkernteilung mit Längsteilung der (fadenförmigen) Chromosomen

mitra, ae *f.*: Bischofsmütze

Mizellen *f.*: (sehr kleine) Aggregate aus amphiphilen Molekülen bzw. grenzflächenaktiven Substanzen (dimin. v. mica, ae *f.* Körnchen, Krümchen)

mnemo-: Gedächtnis- (gr. mneme *f.*: Gedächtnis). **mnestisch**: das Gedächtnis betreffend

mobilis, e: beweglich, veränderlich

Modalität *f.*: *med.*: Oberbegriff für die verschiedenen Gerätegruppen, die in der Medizin zur Bildgebung genutzt werden (z.B. „klassisches" Röntgen, Computertomographie) (modalitas, atis *f.*: Art und Weise, Möglichkeit, Bedingung, Ausführungsart)

Moderatorband: Trabecula septomarginalis der rechten Herzkammer (moderor: mäßigen, im Zaum halten, lenken, regulieren)

modifizieren: abwandeln, auf das rechte Maß bringen (modifico: gehörig abmessen)

modiolus, i *m.*: Spindel; Achse der Hörschnecke

modulieren: abwandeln (modulor: taktmäßig singen, melodisch begleiten; in eine andere Tonart übergehen)

modus, i *m.*: Maß, Takt, Art und Weise

mola, ae *f.*: Mühle, Mühlstein. **molaris**, is *f.*: zum Mahlen gehörend

molecularis, e: Moleküle (kleine Teilchen) enthaltend (molecula, ae *f.*: kleine Masse, dimin.v. moles, is *f.*: Masse)

mollis, e: weich, biegsam

mono- (gr.): ein-, einzig, allein

monaural: mit einem Ohr (auris, is *f.*: Ohr)

Monochromat *m.*: Einfarbenseher, völlig Farbenblinder, Lebewesen, das nur eine Art von Farbrezeptoren (Zapfen) in der Netzhaut hat (gr. chroma *n.*: Farbe)

monocyt(us, i) *m.*: größte weiße Blutzelle, mit meist hufeisenförmig gebuchtetem oder gelapptem Kern. Ursprünglich als mononukleäre (einkernige) Zelle bezeichnet im Gegensatz zu den stark segmentierten Kernen der Granulozyten (gr. kytos: Zelle)

Monomer *n.*: aus 1 Teil bestehend, 1-zählig (gr. meros *n.*: Teil, Anteil)

monopodial: sirenenähnliche Fehlbildung mit Ausbildung nur eines Fußes (gr. pus, podos *m.*: Fuß)

Monosomie *f.*: einfaches (statt zweifaches) Vorkommen eines Chromosoms in diploiden Körperzellen (gr. soma, atos *n.*: Leib, Körper)

monosynaptisch: Nervenbahn, die durch nur eine Synapse läuft (s. Synapse)

mons, montis *m.*: Berg. **monticulus**, i *m.*: kleiner Berg (dimin. v. mons)

Morphologie *f.*: Lehre von den Formen. **morpho-**: Gestalt- (gr. morphoo: gestalten, bilden, eine Gestalt annehmen)

mors, mortis *f.* (!): Tod

Morula *f.*: kugeliger Zellhaufen aus 8 bis 32 Zellen (Blastomeren) (morula, ae *f.*: kleine Maulbeere, Brombeere)

Motilität *f.*: Bewegungsvermögen; Gesamtheit der unwillkürlichen Muskelbewegungen (moveo, movi, motum: bewegen). **moto-**: auf das Bewegungssystem bezogen, efferent. **motorius**, a, um: bewegend, motorisch

mucoid: Schleim-ähnlich (mucus). **Mucosa** *f.*: Kurzform für Tunica mucosa: Schleimhaut. **mucosus**, a, um: schleimig, Schleim-. **mucus**, i *m.*: Schleim, „zäher (Nasen-)Schleim"

mukoziliär: den Schleim und die Kinozilien der Flimmerzellen in den Atemwegen betreffend (gr. kinesis *f.*: Bewegung; cilium, i *n.*: Wimper)

multi-: viel-, vielfach- (multus, a, um: viel)

multifidus, a, um: vielfach gespalten (findo, fidi, fissum: spalten)

multiformis, e: vielförmig, vielgestaltig

multimodal: auf vielerlei Art und Weise (modus)

Multiple Sklerose *f.*: „MS"; Encephalomyelitis disseminata; herdförmiger, regellos verteilter Markscheidenzerfall, perivaskuläre Infiltration und Narben (multiplex: vielfach, vielfältig; Sklerose)

multipolar: mit vielen (>2) Polen, Fortsätzen, Spindelzentren u.a. Bezugsbegriffen (polus)

multipotent: s. pluripotent

muralis, e: zur Wand, Mauer gehörend. **murus**, i. *m.*: Mauer

Muscarin: Pilzgift (Amanita muscaria: Fliegenpilz; musca, ae *f.*: Fliege)

musculus, i *m.*: Mäuschen, Muskel

mutatio, onis *f.*: Veränderung, Wechsel

mutuus, a, um: wechsel-, gegenseitig

my-, **myo-**: Muskel- (mys). **Myasthenia** *f.*: Muskelschwäche, gesteigerte Ermüdbarkeit der Muskulatur (gr. astheneia *f.*: Schwäche)

mydriasis *f.* (gr.): Pupillenerweiterung

myel-, **myelo-**: Mark-, Rückenmark-, Knochenmark- (gr. myelos *m.*: Mark, Gehirn). **myelencephalon**, i *n.*: Markhirn, Medulla oblongata (gr. enkephalos: Gehirn). **myelinum**, i *n.*: Nervenmark, Myelin; Oberbegriff für verschiedene Lipoproteide, die die Myelinscheide aufbauen. **myeloid**; **myeloisch**: das Knochenmark betreffend, vom K. ausgehend. **Myeloschisis** *f.*: angeborene mediane Spaltbildung im Rückenmark (gr. schizo: spalten). **Myelose** *f.*: 1. Degenerativer Rückenmarksprozess; 2. Erkrankung des myeloischen Gewebes. **Myelozele** *f.*: Ausstülpung des Rückenmarks bei Defekt des knöchernen Wirbelkanals (gr. kele: Bruch)

myentericus, a, um: zur Muskulatur der Darmwand gehörend (gr. mys; entera *n.* pl.: Eingeweide)

mylo-: auf die Molarengegend des Unterkiefers bezogen (gr. myle *f.*: Mühle, Mühlstein, Backenzahn)

my-, **myo-**: Muskel- (gr. mys, myos *m.*: Maus, Muskel). **myocardium**, ii *n.*: Muskelschicht des Herzens (cardia: Herz). **myoepitheliocyt**(us) *m.*: vom Epithel abstammende glatte Muskelzellen an den Endstücken von exokrinen Drüsen (epithelium). **Myofibrillen** *f.*: lichtmikroskopisch erkennbare fädige Grundelemente der Muskelzellen (fibrilla, ae *f.*: dimin. von fibra, ae *f.*: Faser, Fiber). **Myogelose** *f.*: umschriebene, druckschmerzhafte Muskelverhärtung; Hartspann (gelu, ūs *n.*: Eis, Kälte, Erstarrung). **Myometrium**, ii *n.*: Muskelschicht des Uterus (gr. metra *f.*: Gebärmutter)

Myopie *f.*: Kurzsichtigkeit (gr. myo: die Augen schließen, blinzeln; ops, opos *m.*: Auge, Gesicht)

Myositis *f.*: Muskelentzündung (gr. mys, myos *m.*: Muskel). **Myotom** *n.*: Muskelanlage-Abschnitt der Somiten (gr. tome *f.*: Schnitt)

Myringitis *f.*: Trommelfellentzündung (gr. myrinx, ingos: Trommelfell)

mys, myos *m.* (gr.): Maus, Muskel

Myxödem *n.*: Anreicherung schleimhaltiger Substanzen in der Haut (gr. myxa *f.*: Schleim; oidema *n.*: Geschwulst, Schwellung)

N

Nanosomie *f.*: Zwergwuchs (nanus, i *m.*: Zwerg; gr. soma *n.*: Körper)

naris, is *f.*: Nasenloch. pl. **nares**, narium: die Nase als Geruchsorgan

nasalis, e: zur Nase gehörend. **Nasion** *n.*: anthropol. Nasenpunkt; Schnittpunkt der Nasenwurzel (Sutura frontonasalis) mit der Median-Sagittalebene. **nasus**, i *m.* (!): Nase

natalis, e: zur Geburt gehörend (nascor, natus sum: geboren werden, entstehen)

natatorium, i *n.*: Schwimmhalle (natator, oris *m.*: Schwimmer)

nates, ium *f.pl.*: Gesäß, Gesäßbacken (natis, is *f.*: Hinterbacke, Afterwange)

navicula, ae *f.*: Schiffchen, Kahn, Boot (dimin. v. navis, is *f.*: Schiff). **navicularis**, e: kahnförmig; zum Os naviculare gehörend

neglectio, onis *f.*: Vernachlässigung, Gleichgültigkeit

nekro-: tot- (gr. nekros: tot, abgestorben). **Nekrose** *f.*: lokaler Gewebstod

Nekrozoospermie *f.*: alle Spermatozoen im Ejakulat sind unbeweglich (gr. zoon *n.*: lebendes Wesen, Tier; gr. sperma *n.*: Same)

Nematoden: Fadenwürmer (gr. nema *n.*: Faden, Garn)

neo-, **ne-**: neu- (gr. neos: jung, neu)

Neologismus: Neuerungssucht; sprachliche Neubildung (gr. logismos *m.*: Rechnung, Überlegung, Gedanke)

neonatus, a, um: neu geboren (nascor, natus sum: geboren werden)

Neoplasma *n.*: Neubildung; adject.: neoplastisch (gr. plasma *n.*: Gebilde). Meist versteht man unter N. eine bösartige Neubildung.

Neovaskularisation: Blutgefäßneubildung (vasculum, i *n.*: kleines Gefäß)

nephro-: Nieren- (gr. nephros *m.* (!): Niere). **nephron**(um, i) *n.*: mikrosk. und funkt. Baueinheit der Niere (Glomerulus mit Kapsel, prox., intermed. und dist. Tubulus)

nervosus, a, um: nervenreich, Nerven-. **nervus**, i *m.*: Nerv, Sehne

neur-, **neuro-**: Nerven-, das Nervensystem betreffend (gr. neuron *n.*: Sehne, Nerv). **Neuralgie** *f.*: anfallsweise auftretender Schmerz im Ausbreitungsgebiet eines sensiblen Nerven (gr. algeo: Schmerz empfinden). **Neurinom**, **Neurolem(m)om** *n.*: gutartige Geschwulst eines peripheren, sympath. oder Hirnnerven, abgeleitet von Zellen der

Schwann-Scheide (gr. lemma *n.*: Hülle; -om). **Neurit**(um, i) *n.* (!): Erregungen wegleitender (efferenter) Nervenzellfortsatz; Axon. **Neurohypophyse** *f.*: Hypophysenhinterlappen. **neuromuskulär**: das Zusammenspiel von Nerven und Muskeln betreffend. **Neuron**(um, i) *n.*: Nervenzelle mit allen Fortsätzen, funktionelle Grundstruktur des Nervensystems. **Neuropil**(us, i) *m.*: Geflecht von Zellfortsätzen zwischen den Perikaryen von Nerven- und Gliazellen (gr. pilos *m.*: Filz). **Neuroporus**, i *m.*: vordere (anterior) bzw. hintere (posterior) Öffnung des Neuralrohrs (Anlage von Gehirn und Rückenmark) (gr. poros *m.*: Durchgang). **Neurothel**(ium, i) *n.*: platte Meningealzellen der Arachnoidea, auf der der Dura zugewandten Seite untereinander durch tight junctions verbunden (Kunstwort aus Neuro- und Epithel)

neutrophil: mit neutralen Farbstoffen anfärbbar; neutrophiler Granulozyt (neuter, tra, trum: keiner von beiden, indifferent)

nexus, ūs *m.*: Verbindung, Zusammenhalt, Band; anat. Zellverbindung

nidatio, onis *f.*: Einnistung (nidus, i *m.*: Nest eines Vogels)

niger, gra, grum: schwarz, dunkel

Nikotin *n.*: nach Jean Nicot (1530–1600) benanntes Alkaloid der Tabakpflanze

NO: Stickstoffmonoxid

noceo, cui, citum: schaden, schädlich sein

nodosus, a, um: knotig, knotenreich. **nodulus**, i *m.*: Knötchen. **nodus**, i *m.*: Knoten

noli me tangere (lat.): rühr mich nicht an

nonverbale Kommunikation: nicht durch Sprache, sondern durch Gestik, Mimik od. and. Zeichen vermittelte Verständigung (non: nicht; verbum, i *n.*: Wort; communico: eine Mitteilung machen)

norma, ae *f.*: Winkelmaß, Richtschnur, Maßstab

Normozoospermie *f.*: normale Spermatozoenanzahl (20–120 Mill.) im Ejakulat (gr. zoon *n.*: lebendes Wesen, Tier; gr. sperma *n.*: Same)

notochord(a, ae) *f.*: Rückensaite, Chorda dorsalis (gr. notos *m.*: Rücken; chorde *f.*: Darm, Darmsaite)

noxa, ae *f.*: Schaden

Nozizeptoren: Schmerzrezeptoren (noceo)

nucha, ae *f.*: Nacken

nucleus, i *m.*: Kern (einer Nuss); anat.: 1. Zellkern, 2. Ansammlung von Nervenzellen gleicher Funktion, Hirnnervenkern

nudus, a, um: bloß, nackt, unbedeckt

nutricius, a, um: ernährend (nutrix, icis *f.*: Amme)

Nystagmus *m.*: Augenzittern (gr. nystazo: nicken, schlafen)

O

obex, icis *m./f.*: Verschluss, Riegel
obliquus, a, um: schräg, schief verlaufend
Obliteration *f.*: Lichtungsverschluss eines Körperhohlraums (oblittero: vergessen machen, auslöschen)
oblongatus, a, um: verlängert. **oblongus**, a, um: länglich
obscurus, a, um: dunkel, finster, versteckt, unverständlich, unbekannt
obstetricus, a, um: zur Geburtshilfe gehörend (obstetrix, icis *f.*: Beisteherin der kreißenden Frau, Hebamme)
Obstipation *f.*: Stuhlverstopfung (ob-: entgegen, stipo: stopfen, zusammenpressen). **obstipus**, a, um: seitwärts geneigt, schief, geduckt
obstruktiv: verstopfend (obstruo: verrammeln, verschließen, unzugänglich machen)
obturatus, a, um: verstopft (obturo: verstopfen)
obtusus, a, um: stumpf, abgestumpft (obtundo: durch Schlagen stumpf machen, abstumpfen)
occipitalis, e: zum Hinterkopf gehörend. **occiput**, itis *n.*: Hinterkopf (ob: gegen; caput: Kopf)
occludens, entis: verschließend. **occlusio**, onis *f.*: Verschließung, Verschluss; zahnmed.: Kontakt zwischen Zähnen des Ober- und Unterkiefers
occultus, a, um: verborgen, versteckt
oculomotorius, a, um: den Augapfel bewegend (s. -motorius). **oculus**, i *m.*: Auge
Ödem *n.*: Gewebewassersucht (gr. oidema *n.*: Geschwulst, Beule, Schwellung)
odontoblast(us, i) *m.*: Dentin bildende Zelle in der Zahnpulpa (gr. odus, odontos *m.*: Zahn; blastao: sprossen, sich entwickeln)
ökotrop, **oikotrop**: auf die Umwelt gerichtet (gr. oikos *m.*: Haus, Heimat; ~trop)
oesophagus, i *m.*: Speiseröhre (gr. oiso [Futur von phero]: tragen, bringen, in Bewegung setzen; phagos: essend)
okklusal: zahnmed.: an der Kaufläche (occlusio)
olecranon, i. *n.*: Ellenbogen (gr. olene *f.*: Elle; kranon *n.*: Kopf)
olfactorius, a, um: die Geruchsempfindung betreffend (olfacio, feci, factum: riechen). **olfactus**, ūs m.: Geruchssinn
oligo-: wenig-, gering (gr. oligos: wenig, klein)
oligodendrocyt(us, i) *m.*: wenig verzweigte Gliazelle, bildet Myelinscheiden im ZNS (gr. dendron *n.*: Baum; -cyt). **Oligo-**

zoospermie *f.*: < 20 Mill. Spermien/ml im Ejakulat (gr. zoon *n.*: lebendes Wesen, Tier; gr. sperma *n.*: Same)

~**oma** (~**om**) n.: Suffix, das Tumor, Schwellung ausdrückt

omentalis, e: zum Netz gehörend. **omentum**, i *n.*: Netzhaut um die Gedärme, Fetthaut

omnis, e: aller, jeder

omos *m.* (gr.): Schulter, Achsel

omphaloentericus, a, um: vom Nabel zum Darm verlaufend. **omphalos** *m.* (gr.): Nabel. **Omphalozele** *f.*: Nabelschnurbruch (gr. kele *f.*: Bruch)

onko-: bösartige Geschwulst-, Krebs- (gr. onkoo: schwellen)

onkotisch: eine Volumenzunahme betreffend

Ontogenese *f.*: Entwicklung des (individuellen) Organismus (gr. on, ontos: seiend; genesis *f.*: Erzeugung)

Oogenese *f.*: Ei-Entwicklung (gr. oon *n.*: Ei). **oophorus**: s. cumulus o. **Oozyt**, Oocytus *m.*: Eizelle (s. ~zyt)

operculum, i *n.*: Deckel. **Operkularisation**: mit Deckeln verschließen

ophthalmicus, a, um: das Auge betreffend (gr. ophthalmos *m.* (!): Auge). **ophthalmoplegia**, ae *f.*: Lähmung der äußeren bzw. inneren Augenmuskeln (s. -plegie)

Opiat *n.*: natürliche Substanzen im Opium mit schmerzstillender Wirkung (gr. opos *m.*: Saft, Pflanzensaft)

~**opie**/~**opsie**: das Sehen, das Auge betreffend (gr. ops, opos *m.* Auge, Gesicht)

Opisthotonus *m.*: tonische Muskelanspannung der langen Rückenmuskulatur (gr. opisthen: hinten; tonus, i *m*: Spannung)

opponens, entis: entgegen stellend (oppono, posui, positum: (sich) entgegen stellen)

Opsonine: thermolabile Serumstoffe, die eingedrungene Bakterien in Gegenwart von Komplement so verändern, dass sie von Leukozyten besser aufgenommen werden können (gr. opson *n.*: Leckerbissen, Würze)

opticus, a, um: das Sehen betreffend (gr. optike techne: Lehre vom Licht)

ora, ae *f.*: Rand, Saum

oral: zahnmed.: in Richtung zur Mundhöhle. **oralis**, e: zum Mund in Beziehung stehend (os, oris; -alis)

orbicularis, e: kreiselförmig, ringförmig. **orbiculatus**, a, um: rundlich. **orbis**, is *m.*: Kreis

orbita, ae *f.*: Augenhöhle

orchis, eos *m.* (gr.): der Hoden

organisieren: med.: totes Gewebe in gefäßführendes Bindegewebe umwandeln (wörtl. „zu einem Organ machen"). **organon** *n.* (gr.): Werkzeug, Sinneswerkzeug, Organ

Orgasmus *m.*: Höhepunkt der geschlechtlichen Erregung (gr. orgao: strotzen, schwellen, vor Eifer glühen)

orificium, i *n.*: Mündung

origo, inis *m.*: Ursprung
oro-: auf den Mund bezogen (os, oris *n.*: Mund)
ortho- (gr. orthos): gerade, in gerader Richtung, aufrecht, richtig, recht
orthognath: gerade Gesichts-, Kieferstellung (gr. gnathos *f.*: Kinnbacke, Kiefer)
orthogonal: rechtwinklig (gr. gonia *f.*: Winkel)
Orthopädie: Lehre von der Verhütung und Behandlung der angeborenen und erworbenen Fehler in Form oder Funktion des Bewegungsapparates (gr. paideia *f.*: Erziehung)
Orthopnoe: höchste Atemnot, die nur in aufrechter Haltung unter Einsatz der Atemhilfsmuskulatur kompensiert werden kann (gr. pnoe *f.*: das Atmen)
Orthostase *f.*: aufrechte Körperhaltung (im Sitzen oder Stehen) (gr. stasis, eos *f.*: Stehen). **orthostatisch**: im Sitzen oder Stehen auftretendes Ereignis
orthoton: normaler Spannungs- oder Druckzustand (tonus, i *m.*: Spannung)
orthozephal: mittelköpfig (gr. kephale *f.*: Kopf)
os, oris *n.*: Mund, Öffnung
os, ossis; *pl.* ossa, ossium *n.*: Knochen
~**osis**, ~**ose** *f.*: Suffix (meist) für nicht-entzündliches krankhaftes Geschehen, degenerativen Prozess, aber auch physiologischen Vorgang
~**osmie-**: auf den Geruch bezogen (gr. osme *f.*: Geruch)
Osmolarität *f.*: Anzahl der osmotisch aktiven Teilchen pro Liter Lösung, Maß für den osmotischen Druck. **Osmose** *f.*: Übergang des Lösungsmittels (z.B. Wasser) einer Lösung durch eine semipermeable Membran (z.B. Zellmembran) in eine stärker konzentrierte Lösung (gr. osmos *m.*: Antrieb). **Osmo(re)zeptoren**: Rezeptoren zur Steuerung des Wasser-Elektrolyt-Haushalts
osseus, a, um: knöchern. **ossiculum**, i *n.*: Knöchelchen (dimin. v. os, ossis). **ossificans**, antis: verknöchernd. **ossificatio**, onis *f.*: Knochenbildung
osteo-: Knochen- (gr. osteon *n.*: Knochen). **Osteoblast** *m.*: Knochen bildende Zelle (gr. blastao: sprossen, sich entwickeln). **Osteoklast** *m.*: Knochen abbauende Zelle (gr. klao: brechen, abbrechen). **Osteomalazie** *f.*: Knochenerweichung, generalisierte Skelettveränderung mit unzureichender Mineralisation der Grundsubstanz (gr. malakia *f.*: Weichheit, Schlaffheit). **Osteon** *n.*: aus Knochenlamellen bestehendes Säulchen; morpholog. Einheit des Havers-Lamellensystems. **Osteophyt** *n.*: umschriebene Anlagerung von neu gebildetem Knochen (gr. phyton *n.*: Gewächs). **Osteoporose** *f.*: Schwund des festen Knochengewebes bei Zunahme der Markräume („porös“, löchrig; gr. poros *m.*: Öffnung, Pore). **Osteotomie** *f.*: Knochendurchtrennung

(gr. tome *f.*: das Schneiden, Sägen). **Ostitis** *f.*: Knochenentzündung

ostium, i *n.*: Öffnung, Tür, Eingang, Mündung

Östrogen *n.*: den Östrus erzeugend; weibl. Sexualhormon; Follikelhormon (gr. oistros *m.*: Leidenschaft, Begierde; lat. oestrus, i *m.*: Brunst; i.e.S. Zeitpunkt der Ovulation)

~**osus**, a, um: Suffix, das Fülle, Reichhaltigkeit bezeichnet

oszillieren: schwingen (oscillo: sich schaukeln)

oticus, a, um: zum Ohr gehörend (gr. us, otos *n.*: Ohr). **oto**-: Ohr-. **Otolithen**: s. Statokonien (gr. lithos *m.*: Stein)

ovalis, e: eirund, länglich-rund (ovum)

ovarium i *n.*: Eierstock (ovum, i *n.*: Ei). **Ovulation** *f.*: Ausstoßung des Eies aus dem reifen Graaf-Follikel des Eierstocks, Eisprung, Follikelsprung (ovulum dimin. v. ovum, i *n.*: Ei)

oxy-: Säure- (gr. oxys: scharf, spitz, herb, sauer, hell, laut, schnell). **oxycephalus**, i m.: Spitz-, Turmschädel. **oxyphil**: saure Farbstoffe bindend

P (Ph siehe auch unter F)

pachy-: dick- (gr. pachys: dick, feist, beleibt). **pachymeninx**, ingis *f.*: harte Hirnhaut (synon. Dura mater)

~**pagus**: ~zusammengefügt (gr. pegnymi: festmachen, anheften)

Pädiatrie *f.*: Kinderheilkunde (gr. pais *m.*: Kind, Knabe; gr. iatros *m*: Arzt)

palaeo-: alt- (gr. palaios: alt, ehemalig, früher)

palatinal: zahnmed.: dem Gaumen zugekehrt. **palatinus**, a, um: zum Gaumen gehörend. **Palatoschisis** *f.*: Gaumenspalte, Wolfsrachen (gr. schisis, eos *f.*: Spaltung). **palatum**, i *n.*: Gaumen

Pallästhesie *f.*: Vibrationsempfindung (gr. pallo: schwingen, schütteln; aisthesis *f.*: Gefühl, Empfindung)

palliativ: „bemäntelnd"; die Beschwerden lindernd, aber nicht die Ursachen bekämpfend (im Gegensatz zu kurativ: heilend) (pallium, i *n.*: Mantel)

Pallidum *n.* = Globus pallidus. **pallidus**, a, um: blass, bleich

pallium, i *n.*: Mantel; anat.: Hirnmantel

palma, ae *f.*. Handfläche

palpatio, onis *f.*: das Betasten

palpebra, ae *f.*: Augenlid

pampiniformis, e: rankenförmig (pampinus, i *m.*: Weinranke)

pan- (gr.): alles, ganz (gr. pas, pasa, pan: ganz, alles)

Panaritium, i *n.*, **Paronychie** *f.*: Nagelgeschwür, Nagelbettentzündung, eitrige Entzündung an Fingern oder Zehen und Hand (gr. para: neben; onyx: Nagel)

pancreas, atis *n.* (!): Bauchspeicheldrüse, Pankreas (gr. pan: ganz, alles; kreas, kreatos *n.*: Fleisch; hier i. S. v. Drüsensubstanz)

panniculus, i *m.*: Haut, Schicht (dimin. v. pannus, i *m.*: Kleid, Tuch, Lappen)

papilla, ae *f.*: warzenförmige Erhebung, Brustwarze, Knospe, Warze. **papillaris**, e: warzenartig

par-, **para-** (gr.): neben-, zur Seite, durch-, gegen-, zum Unterschied von, wider

Parageusie *f.*: veränderte Geschmacksempfindung (gr. geusis, eos *f.*: das Kosten, Geschmack)

Parakeratose *f.*: Verhornungsanomalie der Haut mit Schuppenbildung (gr. keras, atos *n.*: Horn)

parakortikal: neben der Rinde gelegen (cortex, icis *m.*: Rinde)

parakrin: die durch einen Stimulus ausgeschüttete Substanz wirkt auf die Nachbarzelle (lokale Diffusion) (gr. krineo: abscheiden)

Parakusis *f.*: falsches Hören (gr. akuo: hören; parakuo: falsch hören, sich verhören)

paralytisch: durch Lähmung bedingt (gr. paralyo: lähmen)
Parameter *m.*: kennzeichnende Größe, veränderliche Größe (gr. parametreo: nach einer Sache messen)
parametrium, ii *n.*: Bindegewebe neben dem Uterus und im Lig. latum (metra)
paranasalis, e: neben der Nase gelegen, Nasenneben-
Parästhesie *f.*: krankhaft abnorme Empfindung, z.B. kribbeln, taub sein (gr. aisthesis *f.*: Gefühl, Wahrnehmung, Empfindung)
parasympathicus: „neben dem Sympathicus", wegen des streckenweise parallelen Verlaufs von N. vagus und Grenzstrang („N. sympathicus")
paraterminalis, e: neben der Lamina terminalis befindlich
Parathormon *n.*: Parathyrin, PTH; Peptidormon der Nebenschilddrüse (Glandula parathyroidea). **parathyreoideus**, a, um: neben, bei der Schilddrüse gelegen
paraventricularis, e: neben dem (III.)Ventrikel gelegen
parazellulär: „neben der Zelle"; Stofftransport durch die Zwischenräume zwischen den Zellen
Parazentese *f.*: Einstich (z. B. ins Trommelfell) (gr. kenteo: stechen; eigentl. Seitenstich)
Parazonien: helle Abschnitte der Streifung im Schmelz (gr. zone *f.*: Gürtel)
parenchyma, atis *n.*: organspezifisches Gewebe, Parenchym (gr. parenchyma, atos *n.*: das daneben Hineingegossene, das aus den Blutgefäßen Ausgetretene)
Parese *f.*: Schwäche, unvollst. Lähmung (gr. paresis, eos *f.*: Erschlaffung)
paries, etis *m.* (!): Wand (nicht mit pars *f.* verwechseln!). **parietalis**, e: 1. zur Wand gehörend, Wand-; 2. zum Scheitelbein (Os parietale) gehörend
parodontium, ii *n.*: Zahnhalteapparat, Zahnbett (gr. odus, odontos: Zahn)
Paronychie: s. Panaritium
Paroophoron *n.*: Beieierstock (Derivat der Urniere) in der Mesosalpinx oder im Lig. latum uteri (gr. oophoron: Eierstock)
Parosmie *f.*: Geruchstäuschung (gr. osme: Geruch, Duft)
parotideus, a, um: zur Ohrspeicheldrüse (Glandula parotidea) gehörend (gr. us, otos n.: Ohr)
pars, partis *f.* (!): Teil, Abschnitt eines Organs
~**partal**: zur Geburt gehörend. **partus**, ūs *m.*: Geburt
Partialdruck *m.*: der Druck, der in einem Gasgemisch (z.B. Luft) einem bestimmten Gas zugeordnet werden kann (pars, partis *f.*: Teil, Anteil)
parvus, a, um: klein (comp. minor, minus; sup. minimus, a, um)
patella, ae *f.*:. Schüssel, Opferschale; anat.: Kniescheibe
patens, patentis: offen (pateo: offen stehen)
pathos *n.* (gr.): Leiden
pecten, inis *m.*: Kamm, Grat. **pectinatus**, a, um und **pectineus**, a, um: kammartig

pectoralis, e: zur Brust gehörend. **pectus**, oris *n.* (!): Brust

pediculus, i *m.*: „Füßchen" 1. Laus, 2. Wurzelstück des Wirbelbogens (Pedikel) (dimin. v. pes, pedis: Fuß). **pedunculus**, i *m.*: Stiel (dimin. v. pes, pedis *m.*: Fuß)

pellucidus, a, um: durchscheinend (per: durch; lux, lucis *f.*: Licht)

pelvicus, a, um: zum Becken gehörend. **pelvinus**, a, um: das Becken betreffend. **pelvis**, is *f.* (!): Becken, Napf

pendulans, antis; **pendulus**, a, um: hängend, pendelnd

penetratio, onis *f.*: das Hinein-, Vor-, Durchdringen

penicillus, i *m.*: Pinsel (dimin. v. penis *m.*: Schwanz)

~**penie**: ~mangel, ~unterzahl (gr. penia *f.*: Armut, Mangel)

penis, is *m.*: Schwanz, männl. Glied

penta-: fünf- (gr. pente: fünf). **Pentamer** *n.*: aus 5 Teilen bestehend, 5-zählig (gr. meros *n.*: Teil, Anteil)

Pepsin n.: Verdauungsenzym des Magens. **pepsis** *f.* (gr.): Kochung, Verdauung. **peptisch**: das Pepsin betreffend, durch Pepsin hervorgerufen

per-: durch – hindurch, durch, über, vermittelst

perforans, antis: durchbohrend. **perforatio**, onis *f.*: Durchbohrung, Durchbruch. **perforatus**, a, um: durchbohrt, durchlöchert

Perfusion *f.*: Durchströmung eines Körpers, Organs oder der Blutgefäße mit einer Flüssigkeit (perfusio, onis *f.*: Durchströmung)

peri- (gr.): um-, herum-

periapikal: in der Umgebung der Zahnwurzelspitze (apex, apicis *m.*: Spitze)

pericardium, ii *n.*: Herzbeutel, Perikard (cardia, ae: Herz)

perichondral: um den Knorpel herum, an der Außenseite des K., vom **Perichondrium** (Knorpelhaut) ausgehend (gr. chondros *m.*: Knorpel)

pericranium, ii *n.*: äußeres Periost des Schädels (gr. kranion *n.*: Schädel)

Perikaryon *n.*: der um den Zellkern gelegene Teil der Zelle (ohne ihre Fortsätze), Zellkörper, Soma (gr. karyon *n.*: Kern)

Perilymphe *f.*: Lymphe in den Räumen zwischen dem häutigen und dem knöchernen Labyrinth

perimetrium, i *n.*: Bauchfellüberzug der Gebärmutter, Tunica serosa des Uterus (gr. metra *f.*: Gebärmutter)

Perimysium *n.*: Bindegewebshülle um Muskelfaserbündel (gr. mys, myos *m.*: Muskel)

perineum, i *n.*: Damm (gr. perineo: rings aufhäufen)

perineurium, i *n.*: das einzelne Faserbündel eines peripheren Nerven umgebende Bindegewebe (gr. neuron *n.*: Nerv, Sehne)

periodontium, ii *n.*: Zahn-Wurzelhaut (gr. odus, odontos *m.*: Zahn)

periorbita, ae *f.*: Periost der knöchernen Augenhöhle (orbita)

periorchium, i *n.*: pariet. Blatt des Cavum serosum testis (gr. orchis, orcheos *m.*: Hoden)

periost(eum, i) *n.*: Knochenhaut (gr. osteon *n.*: Knochen; periosteos: um den Knochen befindlich)

peripheres (gr.): sich herum bewegend, kreisförmig, von der Mitte entfernt

Peristaltik *f.*: fortschreitende Bewegung in Hohlorganen (Darmrohr, Ureter) infolge meist ringförmiger Einschnürungen durch Muskelkontraktion (peristello: sich in Bewegung setzen)

periton(a)eum, i *n.*: Bauchfell (gr. peritonaion *n.*: das Darumgespannte). **Peritonitis** *f.*: Entzündung des Peritoneums, Bauchfellentzündung

Perkussion, **perkutieren**, **perkutorisch**: Beklopfen der Körperoberfläche, um aus den Schallqualitäten auf Ausdehnung und Beschaffenheit der darunter liegenden Organe zu schließen (percutio, cussi, cussum: schlagen, erschüttern)

permanens, entis: verbleibend, sich erhaltend, fortbestehend

Permeabilität *f.*: Durchlässigkeit (z.B. v. Membranen) (permeo: durchdringen)

permissiv: gewähren lassend, nur locker kontrollierend (permitto, permisi, permissum: gehen lassen, erlauben)

perniciosus, a, um: bösartig, verderblich

perone *f.* (gr.): Wadenbein (s. auch fibula)

perpendicularis, e: senkrecht stehend (perpendiculum, i *n.*: Bleilot, Senkrechte)

Perseveration *f.*: krankhaftes Verweilen an ein und demselben Denkinhalt (persevero: beharrlich bei etwas verbleiben, beharren)

persistens, entis: bestehen bleibend (persisto, -stiti)

Perspiratio, onis *f.*: Hautatmung, Austausch von Atemgasen durch die Haut (spiro: hauchen, atmen)

Pertussis, is *f.*: Keuchhusten (tussis, is *f.*: Husten)

Perzeption *f.*: sinnliches Wahrnehmen, Reizaufnahme durch Sinneszellen (percipio, percepi, perceptum: erfassen, empfangen, wahrnehmen)

pes, pedis *m.*: Fuß

~**petal**: gerichtet auf (peto, ivi, itum: etwas zu erreichen suchen)

petiolus, i *m.*: Stiel, Füßchen (dim. v. pes, pedis *m.*: Fuß)

petra, ae *f.*, **petros** *m.* (gr.): Fels, Stein. **petrosus**, a um: felsig; anat.: zum Felsenbein gehörend

Petrophaga lorioti: Steinlaus aus Pschyrembelien, Verlagstier von de Gruyter, entdeckt von Loriot (gr. petra *f.*: Fels, Stein; gr. phagos *m.*: Fresser)

Phänotyp(us, i) *m.*: äußeres Erscheinungsbild (gr. phaino: sichtbar machen; typoo: formen, prägen

phagesis *f.* (gr.): Essen, Fressen. **phagocyt**(us, i) *m.*: Fresszelle mit der Fähigkeit, unbelebte oder belebte Fremdpartikel aufzunehmen und zu verdauen (Phagozytose). Histio-, Monozyten, Mikroglia-, Retikulum-, Sinuswandzellen als überwiegend sessile Makrophagen; Granulozyten als mobile Mikrophagen

Phako-: Wortteil mit der Bedeutung Linse (gr. phakos *m.*: Linse)

phalanx, angis *f./m.*: Finger-, Zehenglied (gr. phalanx, angos *f.*: Holzstamm, Fingergelenk, Schlachtreihe)

Phäochromozytom *n.*: Tumor der chromaffinen Zellen des Nebennierenmarks oder anderer Teile des adrenosympathischen Systems (gr. phaios: dunkel, schwärzlich; chroma *n.*: Farbe; ~om)

Phantom *n.*: 1. Trugbild, Sinnestäuschung; 2. Nachbildung von Körperteilen für den Unterricht (gr. phantazomai: erscheinen). **Phantomschmerz** *m.*: Schmerzen, die man in einem bereits amputierten Körperglied empfindet

pharynx, yngos *m.* (gr.); pharynx, yngis *m.* (lat.): Rachen, Schlund, Gurgel

Phase *f.*: Abschnitt, Reihe, Wandlung, verschiedener Zustand (gr. phasis, eos *f.*: Erscheinung, Phase). **phasisch**: in bestimmten Abständen wiederkehrend

~**phil**: neigend zu, tendierend zu (gr. philos: lieb, freundlich, befreundet)

Phimose *f.*: Verengung der Vorhaut des Penis, so dass sie nicht mehr über die Glans zurückgezogen werden kann (gr. phimos *m.*: Maulkorb, Knebel)

philtrum, i *n.*: Rinne in der Mitte der Oberlippe (gr. philtron *n.*: Liebesmittel, Reizmittel)

phleb-, **phlebo-**: Venen- (gr. phleps, phlebos *f.*: Ader, Vene). **Phlebographie**: röntgenolog. Darstellung der Venen nach Kontrastmittelinjektion

Phlegmone *f.*: flächenhaft sich ausbreitende eitrige Entzündung (gr. phlego: brennen)

~**phob**: fürchtend, meidend, abgeneigt (gr. phobeo: vertreiben, fliehen, sich fürchten)

Phokomelie: Robbengliedrigkeit (Extremitätenmissbildung) (gr. phoke *f.*: Robbe, Seehund; melos *n.*: Glied)

Phonation *f.*: Art und Weise der Entstehung von Stimmlauten (gr. phone *f.*: Stimme, Ton, Laut, Rede, Sprache)

Phosphor *m.*: ein chem. Element (gr. phos-phoros: Licht bringend: Leuchten des weißen Phosphors bei der Reaktion mit Luftsauerstoff)

Photorezeptoren *m.*: 1. lichtempfindliche Sinneszellen des Auges. 2. lichtempfindliche Proteine mit unterschiedlichen Chromophoren in Pflanzen und Pilzen (gr. phos, photos *n.*: Licht; recipio, recepi, receptum: annehmen, aufnehmen, übernehmen)

phrenicus, a, um: zum Zwerchfell gehörend (gr. phren, phrenos *f.*: 1. Zwerchfell, 2. Geist, Sinn, Seele, Gemüt, Verstand). **Phre-**

nologie: Anschauung, dass aus den Schädelformen auf bestimmte geistig-seelische Veranlagungen geschlossen werden kann

phrygische Mütze: Jakobinermütze, in der frz. Revolution Sinnbild der Freiheit (Phrygien: Landschaft in Kleinasien)

phthisis, eos *f.* (gr.): Abnahme, das Hinschwinden, Schwindsucht; Tuberkulose

Phylogenese *f.*: Stammesentwicklung, Entwicklung neuerer Stämme aus erdgeschichtlich älteren (gr. phylon *n.*: Geschlecht, Stamm, Gattung; genese)

Physiologie *f.*: Lehre von den normalen Lebensvorgängen (gr. physis, eos *f.*: Natur, natürliche Beschaffenheit, Geschöpf; gr. logos). **physisch**: körperlich, natürlich

~**phyt**: ~gewächs, ~auswuchs (gr. phyo: entstehen, wachsen; phyton *n.*: Gewächs, Pflanze)

pial: auf die Pia mater bezogen. **Pia mater**: Blutgefäße-führender Teil der weichen Hirnhaut (pius, a, um: fromm, gütig, zart; mater, matris *f.*: Hülle, Mutter)

piezoelektrisch: elektrisch durch Druck (gr. piezo: drücken, pressen)

piloarrector, oris *m.*: Haaraufrichter (pilus; arrigo, -rexi, -rectum: in die Höhe richten)

Pilonfraktur: komplexer Trümmerbruch der distalen Tibia. Als Pilon tibiale wird der unterste Anteil des Schienbeins bezeichnet (frz. pilon: Stampfer)

pilus, i *m.*: (einzelnes) Haar

pinealis, e: fichten- bzw. zirbenzapfenförmig; anat.: zur Zirbeldrüse gehörend (pinea, ae *f.*: Fichten-, Tannenzapfen). **Pinealom**; **Pineozytom** *n.*: vom Corpus pineale (Epiphysis cerebri, Zirbeldrüse) ausgehender Tumor

Pinozytose *f.*: Aufnahme von gelösten Stoffen ins Zellinnere (gr. pino: trinken, einsaugen; kytos: Zelle)

piriformis, e: birnenförmig. **pirum**, i *n.*: Birne

pisiformis, e: erbsenförmig. **pisum**, i *n.*: Erbse

pituicyt(us, i) m.: Gliazelle in der Neurohypophyse (die Hypophyse hieß früher Glandula pituitaria; pituita, ae *f.*: Schleim)

placenta, ae *f.*: Mutterkuchen, Nachgeburt

plagiocephalus, i *m.*: Schiefschädel (gr. plagios: seitlich, schief; kephale *f.*: Kopf)

Plakode *f.*: verdickter Bezirk im seitlichen Ektoderm, der Material aus dem Epithelverband in die Tiefe abgibt und insbesondere Anlagen für Sinnesorgane liefert (gr. plax, plakos *f.*: Platte, Fläche; frz. plaque *f.*)

planta, ae *f.*: Setzling, Fußsohle

planum, i *n.*: Fläche, Ebene, ebenes Feld. **planus**, a, um: flach, eben, platt

plaque *f.* (!) frz.: Platte

Plasma n.: 1. flüssiger Teil des Blutes; 2. Protoplasma (gr. plasma *n.*: Gebilde, das Geformte). **Plasmalemm** *n.*: äußere Grenzmembran der Zelle, Zellmembran (gr. lemma *n.*: Hülle). **Plasmozytom** *n.*: Systemerkrankung mit neoplastischer Vermehrung der Plasmazellen, v.a. im Knochenmark

Plastination: Verfahren zur Durchtränkung eines Organs oder ganzen Körpers mit Kunststoff. **Plastizität** *f.*: 1. Formbarkeit, Anpassungsfähigkeit; 2. Bildhaftigkeit (gr.: plasso: aus weicher Masse bilden; plastes *m.*: Bildhauer)

Plateau *n.*: Hochebene, Tafelland (gr. platys: flach, platt)

platelet (engl.): Plättchen, Blutplättchen, Thrombozyt (engl. plate: Platte)

platysma *n.* (gr.): Platte, Verbreiterung (gr. platys: dünn). Vollst. anat. Bezeichnung: Platysma myoides (Muskelplatte)

platyzephal: niederköpfig (gr. platys; kephale *f.*: Kopf)

~**plegie** *f.*: motorische Lähmung ganzer Gliedmaßen oder -abschnitte; Lähmung einzelner Muskeln oder Muskelgruppen (gr. plege *f.*: Schlag, Stoß)

pleo- (gr.): mehr-

pleura, ae *f.*: Rippen-, Lungenfell (gr. pleura *f.*: Seite, Rippen)

plexus, ūs *m.*: Geflecht (von Nerven oder Gefäßen)

plica, ae *f.*: Falte, Schleimhautfalte

pluri-: mehr, viele (plus, pluris: mehr)

Pluripotenz *f.*: Fähigkeit undifferenzierter (embryonaler) Zellen, sich unter verschiedenen Bedingungen unterschiedlich zu differenzieren (potentia, ae *f.*: Fähigkeit, Leistungsvermögen, Macht)

pneum-, **pneumo**-: Lungen- (gr. pneumon *m.* (!): Lunge). **pneuma** *n.* (gr.): Atem, Lufthauch, Luft. **pneumaticus**, a, um: lufthaltig. **Pneumatisation** *f.*: Bildung lufthaltiger Hohlräume in Geweben. **Pneumenzephalographie** *f.*: Darstellung der Liquorräume des Gehirns nach Einbringen von Luft oder Edelgas durch subokzipitale oder lumbale Punktion (gr. enkephalos *m.*: Gehirn; grapho: zeichnen, schreiben). **pneumotaktisch**, **Pneumotaxie** *f.*: auf die Steuerung des Grundrhythmus der Atmung bezogen (gr. taxis *f.*: das Ordnen, Anordnung; gr. taktos: festgesetzt, angeordnet). **Pneumothorax** *m.*: Ansammlung von Luft im Pleuraspalt (gr. thorax *m.*: Brustkorb)

pnoe *f.* gr.: das Atmen

Podo-: Fuß- (gr. pus, podos *m.*: Fuß, Bein). **Podozyt**(us) *m.*: „Füßchenzelle" mit langen, verzweigten Fortsätzen, bilden das innere Blatt der Bowman-Kapsel von Nierenkörperchen

~**poese** *f.*: -entstehung, -entwicklung (gr. poiesis *f.*: Hervorbringung, Entstehung, Entwicklung)

Polarisierung *f.*: Hervorheben von Gegensätzen, gegensätzliches Verhalten von Substanzen. *physik.*: Herstellung einer festen Schwingungsrichtung des Lichts (gr. polos *m.*: Pol, Endpunkt der Erd- und Himmelsachse)

Poliklinik: eigentlich Stadtkrankenhaus (gr. polis *f.*: Stadt, Stadtgemeinde, Bürger, Staat; gr. kline: Ruhebett); heute: Krankenhausabteilung zur ambulanten Behandlung von Patienten

Poliomyelitis *f.*: „spinale Kinderlähmung", entzündl. Erkrankung des ZNS, v.a. der grauen Substanz des Vorderhorns (gr. polios: grau; myelos: Mark, Rückenmark)

pollex, icis *m.*: Daumen

polus, i *m.*: Pol (gr. polos *m.*: Pol, Drehpunkt)

poly-: viel- (gr. polys, polle, poly: viel, häufig, zahlreich)

polychromatisch: vielfarbig (gr. chroma *n.*: Farbe

polyedrisch: von Vielecken begrenzt, vielflächig (gr. polyedros: vielsitzig; edra *f.*: Ort, Platz)

polygonalis, e: vieleckig, vielwinkelig (gr. gonia *f.*: Winkel, Ecke)

Polymorphismus *m.*: Viel-, Verschiedengestaltigkeit (gr. morphe: Gestalt, Erscheinung)

polyploid: mit einem vielfachen Chromosomensatz; mehrkernig (gr. ~ploos: ~fach)

Polysomie *f.*: Vorhandensein zusätzlicher Chromosomen im Genom, z.B. als Trisomie

Polyzythämie *f.*: starke Vermehrung der Erythrozytenzahl im Blut (cytus: Zelle; gr. haima, -atos *n.*: Blut)

pons, pontis *m.* (!): Brücke, Steg. **pontinus**, a, um: den Pons (Brücke des Hirnstamms) betreffend

poples, poplitis *m.* (!): Knie, Kniekehle

porta, ae *f.*: Tor, Pforte

portio, onis *f.*: Anteil, Teil eines Organs

porus, i *m.*: Durchgang, Öffnung, Weg

positio, onis *f.*: Stellung, Lage

post: hinten, nach, nachher, später, nachstehend. **posterior**, ius: hinterer, folgender (comp. v. posterus: nachfolgend). **posticus**, a, um: hinterer, hinten befindlich. **postremus**, a, um: hinterster, letzter (sup. v. posterus)

postabsorptive Phase: Zeitraum zwischen 3 und 15 h nach Nahrungsaufnahme (Nüchternzustand), erste Phase des Hungerstoffwechsels (Absorption: Stoffaufnahme)

postnatal: nach der Geburt (auf das Kind bezogen) (nascor, natus sum: geboren werden)

postpartal: nach dem Geburtsvorgang (meist auf die Mutter bezogen) (post; partus, ūs m.: Geburt)

postprandial: nach der Mahlzeit (prandeo, prandi, pransum: frühstücken, zu Mittag speisen)

postsynaptisch: örtlich oder im Funktionsablauf hinter der Synapse gelegen (s. Synapse)

Potential *n.*: Leistungsfähigkeit. Physik. Maß für die Stärke eines Kraftfeldes. *physiol.* Elektrochemische Größe an der Membran lebender Zellen (z.B. Aktions-, Ruhepotential)

Potenz *f.*: Fähigkeit, Leistungsvermögen. *med.* 1. Fähigkeit des Mannes zum Geschlechtsverkehr. 2. Zeugungsfähigkeit.

3. Verdünnungsgrad einer Arzne in der Homöopathie (possum, potui, posse: können, vermögen, gelten; potentia, ae *f.*: Kraft, Gewalt, Macht, Einfluss)

Potenzierung *f.*: Erhöhung, Steigerung. *med.* Verstärkung der Wirkung eines Medikaments oder Anäesthetikums

prae: voran, voraus, vor

praecox, cocis: frühreif, verfrüht, vorzeitig

praecursor, oris *m.*: Vorläufer

praedentinum, i *n.*: unverkalkte Vorstufe des Dentin (Zahnbein)

praemolaris, e: vor den Mahlzähnen liegend (mola, ae *f.*: Mühlstein, Mühle)

pränatal: vor der Geburt, der Geburt vorausgehend (nascor, natus sum: geboren werden; natalis, is *m.*: Geburtstag)

praeparatio, onis *f.*: Vorbereitung. **praeparo**: im Voraus zubereiten, gut zubereiten, instand setzen

praepositus, a, um: vorangestellt

praeputium, i *n.*: Vorhaut (puto: beschneiden)

praestitialis, e: voranstehend (praesto, stiti, stitum: voranstehen)

praetectalis, e: vor dem Tectum (Mittelhirndach) gelegen

präsynaptisch: örtlich oder im Funktionsablauf vor der Synapse gelegen (s. Synapse)

Prävention *f.*: Vorbeugung, Verhütung (praevenio, -veni, -ventum: zuvorkommen)

praevius, a, um: voran, voraus gehend

präzipitieren: ausfällen, ausflocken (praecipito: hinabstürzen, sinken)

pre- = prae-

Presbyopie *f.*: altersbedingte Weitsichtigkeit (gr. presbys: alt; opsis *f.*: das Sehen, Auge)

Pressorezeptoren *m.*: dehnungempfindliche Mechanorezeptoren in der Wand von Arterien (premo, pressi, pressum: drücken, pressen; recipio, cepi, ceptum: aufnehmen)

Primaten *m.*: Herrentiere (Halbaffen, Affen und Menschen) (primarius, a, um: zu den Ersten gehörend)

primitiv: auf niedriger Entwicklungsstufe stehend; einfach (primus: erster; frz. primitif: ursprünglich)

primordialis, e: ursprünglich, die embryonale Erstanlage betreffend. **primordium**, i *n.*: Anfang, Ursprung. **primus**, a, um: erster

princeps, cipis: erster, Haupt-. **principalis**, e: erster, ursprünglicher

privatus, a, um: persönlich, eigen

pro: vor, je, für, von

procerus, a, um: schlank

processus, ūs *m.*: Fortgang, Fortsatz

prodromos *m.* (gr.): Vorläufer

profundus, a, um: tief

Progenese *f.*: vorzeitige Geschlechtsentwicklung (genesis *f.* Entwicklung)

Progenie *f.*: starkes Vorspringen des Kinns, Vorstehen des Unterkiefers (gr. genaion: Kinn)

Progesteron: Schwangerschafts-erhaltendes Hormon, Gelbkörperhormon (gestatio: Schwangerschaft)

Prognathie *f.*: Vorstehen des Oberkiefers (gnathos *f.*: Kinnbacke, Kiefer)

prognosis, eos *f.* (gr.): Vorherwissen, Voraussicht

progressio, onis *f.*: Fortschritt, Steigerung. **progredient**: stufenweise fortschreitend

Projektion *f.*: örtliche Verlagerung (proicio, ieci, iectum: ausstrecken, hinauswerfen)

proktodeum, i *n.*: Afterbucht, ektodermaler Abschnitt des Analkanals (gr. hodos: Eingang). **proktos** *m.* (gr.): Steiß, After

Prolaps *m.*: Vorfall (prolabor, lapsus sum: vorwärts gleiten, herabgleiten)

Proliferation *f.*: Wucherung, Wachstum, Zellvermehrung (proles *m.*: Nachkomme; fero: hervorbringen)

prominens, entis *n.*: Vorsprung, Ausläufer (promineo: hervorragen)

promontorium, i *n.*: Vorgebirge, Vorwölbung (mons, montis *m.*: Berg, Hügel)

pronatio, onis *f.*: Einwärtsdrehung von Hand und Fuß (prono: vornüber neigen)

Prophylaxe *f.*: Verhütung (z.B. von Krankheiten), Vorbeugung (gr. prophylasso: bewachen, verhüten)

Propriozeption *f.*: Eigenempfindung des Körpers oder eines Organs, über Propriozeptoren (Mechanorezeptoren, Muskel- und Sehnenspindeln) vermittelt (recipio, cepi, ceptum: zurücknehmen, in sich aufnehmen). **propriozeptive Reflexe**: R., bei denen Reiz- und Erfolgsort identisch sind (Muskeldehnungs-, Sehnenreflexe). **proprius**, a, um: eigen, kennzeichnend, allein zugehörig

prosencephalon, i *n.*: Vorderhirn (pros- von pro: vor, oder gr. protos: erster, vorderer)

Prosodia, **Prosodie** f.: Sprachmelodie; urspr. die Lehre von dem, was bei der Aussprache zu den bloßen Lauten noch „hinzugetönt" wurde (pros-odia, accentus); heute Betrachtung der Wörter und Wortgruppen einer Sprache im Hinblick auf ihre Eignung, sich der Ordnung eines Verses einzufügen. (gr. pros: noch dazu, hinzu; ode *f.*: Gesang)

prospektiv: vorausschauend (prospicio, spexi, spectum: in die Ferne schauen, vorhersehen)

prostata, ae *f.*:Vorsteherdrüse (gr. prostates *m.*: Vorsteher)

Protanopie *f.*: Rotgrünblindheit erster Form (gr. an; ops, opos *m.*: Auge, Gesicht)

protopathisch: *physiol.*: zur vitalen Sphäre gehörend, emotionale Einfärbung einer Empfindung (gr. protos: erster; pathe *f.*: Leid, Gefühl)

Protoplasma *n.*: Lebenssubstanz der tierischen und pflanzlichen Zelle (gr. protos; plasma *n.*: Geformtes, Gebildetes)

Protozooen *n.*: Urtierchen; einzellige Tierchen; Einzeller (gr. protos: erster, frühester; zoon *n.*: Tier, Lebewesen)
protrusio, onis *f.*: das Hervortreten
protuberantia, ae *f.*: Vorwölbung, Hervorragung, Vorsprung (pro: vor; tuber, eris *n.*: Höcker, Auswuchs)
proximalis, e: dem Rumpf näher liegend (proximus, a, um: Nächster)
pruritus, ūs m.: der Juckreiz, das Jucken
Psalidodontie *f.*: Scherenbiss, Überbiss (gr. psalis, idos *f.*: Schere; odus, odontos *m.*: Zahn)
pseudo-: falsch- (gr. pseudos *n.*: Lüge, Unwahrheit)
pseudounipolar: „falsch-einpolig", d.h. kurze gemeinsame Anfangsstrecke des zentralen und des peripheren Zellfortsatzes sensibler, ursprünglich bipolarer Ganglienzellen
psoas, ae: Lendenmuskel (gr. psoa *f.*: Lendengegend)
Psoriasis *f.*: Schuppenflechte (gr. psora *f.*: Krätze)
pterygium, i *n.*: Flügelfell. **pterygo**-: zum Flügelfortsatz gehörend. **pterygoideus**, a, um: flügelförmig; zum Proc. pterygoideus gehörend. **pteryx**, ygos *f.* (gr.): Flügel, Feder
ptosis *f.*: Senkung, Ptose eines Organs (Augenlid, Eingeweide) (gr. ptosis, eos *f.*: das Fallen, Sturz)
pubertas, atis *f.*: Geschlechtsreife. **pubes**, is *f.*: Scham, Schamgegend, Schamhaare. **pubicus**, a, um: die Schambehaarung, die Schamgegend betreffend
publicus, a, um: öffentlich, allgemein, dem ganzen Volk gehörend
pudendum, i *n.*: Scham
pulmo, onis *m.* (!): Lunge, Lungenflügel. **pulmonalis**, e: zur Lunge gehörend
pulpa, ae *f.*: Mark bzw. Parenchym eines Organs; wörtl.: das Fleischige, Fruchtfleisch. **pulposus**, a, um: aus weicher Substanz
pulsus, us m.: Stoß, Schlag
pulvinar, aris *n.* (!): Polster, Polstersitz; anat.: Polkissen (hinterer Teil des Thalamus)
punctio, onis *f.*: das Stechen. **punctum**, i *n.*: Stich, Punkt
pupilla, ae *f.*: Pupille; Püppchen, Augenstern (dimin. v. pupa, ae *f.*: Mädchen, Puppe)
pus, puris *n.* (!): Eiter
putamen, inis *n.* (!): Schale
Pyelographie: röntg. Darstellung des Nierenbeckens (gr. pyelos *f.*: Wanne, Becken; grapho: schreiben, beschreiben)
pyknisch: stämmiger Körperbau (gr. pyknos: derb, fest, dichtgedrängt). **Pyknose** *f.*: Verdichtung und Schrumpfung des Zellkerns
pyloros *m.* (gr.); pylorus, i (lat.): Torhüter, Torwart, Pförtner, Magenausgang
pyo-: Suffix für Eiteransammlung (gr. pyon *n.*: Eiter)
pyramidalis, e: zur Pyramide gehörend; die Pyramidenbahn betreffend (gr. pyramis, idis *f.*: Pyramide)
Pyrogene *n.*: Eiweißstoffe mit Fieber erzeugender Wirkung (gr. pyroo: in Brand setzen, verbrennen)

Q

quadr-, **quadri-**: vier- (quadrus, a, um: viereckig). **quadratus**, a, um: viereckig, quadratisch. **quadriceps**, cipitis: vierköpfig (caput, capitis *n*.: Kopf). **quadrigeminus**, a, um: vierfach, Vierlings- (geminus: Zwilling). **quartus**, a, um: Vierter

~**que**: und, sowie (verbindet zwei Begriffe, z. B. in M. levator anguli oris alaeque nasi: Heber des Mundwinkels und des Nasenflügels)

Querschnittsläsion: Vollständige oder teilweise Schädigung eines Rückenmarksquerschnitts

quintus, a, um: Fünfter

R

rabies, ei f.: die Tollwut

Rachischisis *f.*: Wirbelspalt (gr. rhachis, eos *f.*: Rückgrat, Rücken; gr. schisis *f.*: Spalt). **Rachitis** *f.*: „englische Krankheit" durch Vit. D- und Lichtmangel bedingte Störung des Kalzium-Phosphat-Stoffwechsels mit mangelhafter Verkalkung der Knochen mit wesentlicher Beteiligung der Wirbelsäule; entspricht der Osteomalazie (keine Entzündung, s. ~itis)

radiatio, onis *f.*: Strahlung, Ausstrahlung. **radiatus**, a, um: strahlenförmig. **Radioisotope** *pl. n.*: radioaktive Atomarten mit der gleichen Kernladungszahl (nicht aber Massenzahl). Isotope ein und desselben Elements stehen im Periodensystem am gleichen Ort (radius, i *m.*: Strahl; gr. isos: gleich; gr. topos *m.*: Ort)

radicularis, e: die Wurzel betreffend

radio: strahlen. **radius**, i *m.*: Strahl, Speiche

radix, icis f.: Wurzel, Ursprung

ramulus, i *m.*: Ästchen. **ramus**, i m.: Ast

ranula, ae *f.*: kleiner Frosch; Froschgeschwulst (Speichel-Retentionszyste im Ausführungsgang der Glandula sublingualis bzw. des Pankreas) (rana, ae *f.*: Frosch)

raphe *f.* (gr.): Naht

rarus, a, um: locker, dünn, vereinzelt, selten. **Rarefikation** *f.*: Gewebsschwund (bes. bei Knochen)

Rascetta *f.* (Rasceta, Raceta, Rasceus, Linea Rascettae): distale Beugefurche am Handgelenk, nach Avicenna (persischer Arzt, 980–1037) *„locus qui separat brachium a manu, et crus a pede"* (dimin. von arab. Racha oder Rasga: Fußwurzel, Handwurzel). Eine nicht unterbrochene Rascetta deutet in der Chiromantie (Handlesekunst) auf einen glücklichen Fortgang in Unternehmungen hin.

re-: zurück-, wieder

Reanimation *f.*: Wiederbelebung (animo: beseelen, beleben)

Rearrangement *n.*: Umordnung, Umstellung (frz. arrangement *m.*: Ordnung)

recellens, entis: zurückschnellend

receptaculum, i *n.*: Behältnis, Aufnahmeort

recessus, ūs *m.*: das Zurückgehen, Schlupfwinkel

recto-: zum Rectum gehörend

rectus, a, um: gerade, geradlinig

recurrens, entis: zurücklaufend, -kommend, rückläufig

recurvatus, a, um: zurückgekrümmt, -gebogen

redundant: überreichlich, überflüssig (redundo: überfließen, Überfluss haben)

Reflex: Reizantwort (reflecto, flexi, flexum: zurückbiegen, -wenden). **reflexus**, a, um: rückwärts gebogen, umgedreht

Reflux *m.*: Rückfluss (refluo, fluxi: zurückfließen)

refraktär: unempfindlich, nicht beeinflussbar (refragor: widerstreben, sich widersetzen; frz. refractaire: widerspenstig)

Refraktionsanomalie *f.* (s. Ametropie): Fehlsichtigkeit infolge eines Brechungsanomalie des Auges (frango, fregi, fractum: brechen)

Regeneration *f.*: Wiederauffrischung, Erneuerung (genero: erzeugen)

regio, onis *f.*: Richtung, Gegend. **regionär**: auf einen bestimmten Bezirk ausgerichtet

Regression *f.*: Rückschritt, Rückbildung, Entdifferenzierung (regredior, -gressus sum: zurückgehen, sich zurückziehen)

Rejektion *f.*: 1. Abstoßung (insbes. Transplantatabstoßung). 2. Ablehnung (reiectio, onis *f.*: Zurückweisung, Verschmähung)

Rekanalisation *f.* Wiedereröffnung eines verschlossenen Gefäßes (canalis, is *m.*: Röhre, Wasserrinne)

Reklination *f.*: Biegung nach rückwärts (reclino: zurücklehnen, -beugen, rückwärts biegen)

Rekrutierung *f.*: von Rekrut (recresco, crevi, -cretum: wieder nachwachsen): Einberufung von Wehrpflichtigen in den Militärdienst; Prozess, (militärische) Einheiten wieder auf die volle Anzahl zu bringen. *physiol.*: Aktivierung zusätzlicher motorischer Einheiten

Relaisstation: der Umschaltung nervöser Impulse auf andere Systeme dienende Kerne bzw. Zellen (frz. relais *m.*: Pferdewechsel, Umspannort)

Relaxation *f.*: Entspannung, Erschlaffung (relaxo: erweitern, lockern, erleichtern, Erholung gewähren)

releasing (engl.): freilassend, entlassend

Relief *n.*: (plastische) Geländeoberfläche (relevo: wieder erheben; frz. relief: erhabene Arbeit)

ren, renis *m.* (!): Niere. **renalis**, e: zur Niere gehörend, Nieren-. **renculus**, i *m.*: Nierenlappen (dimin. v. ren)

repetitiv: sich wiederholend (re-peto, -petivi, -petitum: wiederholen)

replicatio, onis *f.*: Rückbewegung, Nachbildung, Entgegnung (Replikation hat, obwohl die Begriffe oft gleichgesetzt werden, eigentlich nichts mit der DNS-Reduplikation zu tun: re; duplicatio, onis *f.*: Verdoppelung)

Reposition *f.*: Wiedereinrichtung von Hernien, Knochenbrüchen, Luxationen (repono, posui, positum: zurücklegen, wieder hinstellen)

Repräsentation *f.*: Vertretung (repraesento: vergegenwärtigen, vor Augen stellen)

rER: raues endoplasmatisches Retukulum

resectio, onis *f.*: das Weg-, Abschneiden

residual: zurückbleibend (residuus, a, um). **Residualkapazität** *f.*: *physiol.* die Menge an Luft, die nach dem Ausatmen noch in der Lunge verbleibt (residuum, i *n*: Überrest; capacitas, atis *f.*: Fassungsfähigkeit, Raum)

resistentia, ae *f.*: Widerstandsfähigkeit (resisto, stiti: stehen bleiben, widerstehen)

Resonanz *f.*: Mitschwingen eines anderen Körpers oder Raumes (resono: widerhallen, widerhallen lassen). **Resonator** *m.*: bei der Resonanz mitschwingender Körper

Resorption *f.*: Aufnahme von Stoffen in die Blut- oder Lymphbahn (resorbeo: zurückschlürfen)

respiratorisch: auf die Atmung bezogen (respiratio, onis *f.*: Atmung)

Restricta, ae *f.*: proximale Beugefurche des Handgelenks (Bedeutung unklar: restringo, strinxi, strictum: zurückbinden, festbinden). **Restriktion** *f.*: Einschränkung (re-stringo, -strinxi, -strictum: zurückbinden, festbinden, beengen)

retardo: verzögern, aufhalten

rete, retis *n.*: Netz, Netzwerk. **Rete mirabile**: Wundernetz; über eine Pfortader verbundene Kapillargebiete

retentio, onis *f.*: Zurückhaltung, Verhaltung

reticularis, e: netzförmig. **reticulum**, i *n.*: kleines Netz. **Retikulumzellen**: Zellen des retikulären Bindegewebes. **retina**, ae *f.*: Netzhaut des Auges („weil sie den Glaskörper des Auges umfasst wie ein Fischnetz [rete] den Fang"). **retinaculum**, i *n.*: Halter, Leine, Band, Zügel; anat.: Bindegewebszug

retro-: zurück-, rückwärts, hinter

retroauricularis, e: hinter der Ohrmuschel gelegen

retrobulbaris, e: hinter dem Bulbus gelegen (z.B. Bulbus oculi, Bulbus olfactorius) (bulbus, i *m.*: Knolle, Zwiebel, Augapfel)

retroflexus, a, um: zurück gebogen (flecto, flexi, flexum: biegen, beugen, drehen, lenken)

retrograd: rückwärts gerichtet, zurückgehend (gradior, gressus sum: Schritte machen, schreiten)

retrokolisch: hinter dem Colon (transversum)

retroperitonealis, e: hinter dem Bauchfell gelegen (peritoneum)

retroversio, onis *f.*: Neigung nach hinten, Zurückwendung (verteo: wenden)

Retrusion *f.*: Rückverlagerung eines Zahnes gegenüber der normalen Stellung (retrudo, si, sum: zurückstoßen, -drängen, -verdrängen)

reuniens, entis: v. reunieren (lat.-frz.): wiedervereinigen, verbinden

rezent: gegenwärtig noch lebend (recens, entis: soeben ankommend, frisch, jung, neuerdings)

rezeptiv: aufnehmend, empfangend, empfänglich (recipio, recepi, receptum: annehmen, aufnehmen, übernehmen). **Rezeptor**: Empfänger

reziprok: wechsel-, gegenseitig, aufeinander bezüglich (reciproco: hin- und zurückgehen)

Rhabdosphinkter *m.*: Schließmuskel aus quer gestreifter Muskulatur (gr. rhabdotos: gestreift; sphinkter: Schließmuskel)

Rhagade: Schrunde, spaltförmiger Einriss der Haut (gr.: rhagas *f.*: Riss, Ritze)

Rheobase *f.*: minimale Stromintensität zur Auslösung einer Erregung (gr. rheos *n.*: Strom, Fluss; gr. basis, eos *f.*: Grundlage). **rheologisch**: die Fließeigenschaften betreffend

Rheuma *n.*: vielfältiger Krankheitskomplex mit fließenden, reißenden und ziehenden Schmerzen im Stütz- und Bewegungsapparat (gr. rheuma *n.*: das Fließen, Feuerstrom, Fluss, Gliederreißen)

rhinencephalon, i *n.*: Riechhirn (gr. rhis, rhinos *f.*: Nase; enkephalos: Gehirn). **rhinoscopia**, ae; **Rhinoskopie** *f.*: Untersuchung der Nase von vorn (R. anterior) oder vom Rachen her (R. posterior) (gr. rhis; skopeo: betrachten)

Rhizarthrose *f.*: Arthrose eines „Wurzelgelenks" (gr. rhiza *f.*: Wurzel; arthron *n.*: Gelenk) der Gliedmaßen: Hüft- /Schulter-, Handwurzel- /Fußwurzel-, Fingergrund- /Zehengrund- Gelenk

rhombencephalon, i *n.*: Rautenhirn (gr. rhombos *m.*: Kreisel, Raute; enkephalos: Gehirn). **rhomboideus**, a, um: rautenförmig

ribbon (engl.): Band

rigidus, a, um: starr, steif. **Rigor** *m.*: Muskelstarre (rigor, oris *m*: Starrheit, Härte, Härte)

rima, ae *f.*: Riss, Spalte, Ritze

resident: ortsständig (resideo: sitzen bleiben)

risorius, a, um: das Lachen betreffend (rideo, risi, risum: lachen, lächeln)

Rodentia *n.pl.*: Nagetiere (rodo, si, sum: nagen)

rostralis, e: „schnabelwärts", in Richtung Mund, vorne (vom Gehirn aus gesehen). **rostrum**, i *n.*: Schnabel

rotatio, tionis *f.*: Drehung

rotator, oris *m.*: Herumdreher, Drehmuskel. **rotundus**, a, um: rund

~**rrhoe**: -fließen, -fluss (gr. rhoé *f.*: Strömung, Flut)

Rubeosis *f.*: Rötung, Hautrötung. **ruber**, bra, brum: rot, rot gefärbt

rudimentum, i *n.*: erster Anfang, verkümmertes Organ

ruga, ae *f.*: Falte, Runzel

ruptura, ae *f.*: Zerreißung, Durchbruch, Riss (rumpo, rupi, ruptum: zerbrechen, zerreißen)

S

sacculus, i *m.*: kleiner Sack, Säckchen, Geldbörse. **saccus**, i *m.*: Sack

sacer, **sacra**, **sacrum**: heilig. **Os sacrum**: Kreuzbein. **sacralis**, e: zum Kreuzbein gehörend. In der antiken Medizin wurde das Wort sacer für „groß" oder „schwer" gebraucht, wurde also wegen der Ausmaße des Kreuzbeins zur Bezeichnung des größten Knochens der Wirbelsäule benutzt.

sagittalis, e: in Pfeilrichtung, von ventral nach dorsal (sagitta, ae *f.*: Pfeil)

sakkadisch: ruckartig, unterbrochen, kurz abgesetzt (frz. saccade *f.*: Ruck, kurzes Rütteln)

saliva, ae *f.*: Speichel. **Salivation** *f.*: Speichelproduktion

salpinx, ingis *f.* (gr.): Trompete; 1. Eileiter (Tuba uterina: Mesosalpinx, Salpingitis), 2. Ohrtrompete (Tuba auditiva: M. salpingopharyngeus)

saltatorisch: sprunghaft (salto: tanzen, hüpfen; saltatorius: zum Tanzen gehörig)

sanguis, inis *m.* (!): Blut

saphenus, a, um: sichtbar, deutlich (gr. saphenes); auf die V. saphena bezogen

sapientia, ae *f.*: Einsicht, Weisheit

sarko-: Muskel- (gr. sarx, sarkos *f.* (!): Fleisch)

Sarkolemm *n.*: Zellmembran der Muskelzelle (gr. lemma *n*: Rinde, Hülle). **Sarkomer** *n.*: kleinste funktionelle Einheit der Muskelfibrille (Myofibrille), begrenzt von 2 benachbarten Z-Streifen (Z-Scheiben) (gr. meros *n.*: Teil, Anteil). **Sarkoplasma** *n.*: myofrillenfreier Bereich des Zytoplasmas von Muskelzellen

sartorius, a, um: den Schneider betreffend, Schneider- (sartor, oris *m.*: Schneider; vielleicht wegen des „Schneidersitzes")

Satelliten: Himmelskörper, die einen Planeten umkreisen (satelles, itis *m.*: Trabant, Begleiter)

scabies ei *f.*: die Krätze

scala, ae *f.*: Treppe, Leiter. **scalenus**, a, um: schräg, schief (gr. skalenos); treppenartig (scala, ae)

scaphocephalus, i *m.*: Kahnschädel. **scaphoideus**, a, um: kahnförmig (gr. scaphe *f.*: Kahn)

scapula, ae *f.*: Schulterblatt

schisis, eos *f.* (gr.): Spaltung. **Schizophrenie** *f.*: Spaltungsirresein, Psychose mit Spaltung von Denken, Affekt und Erleben (gr. schizo: spalten; phren: Seele)

sclera, ae *f.*: Lederhaut des Augapfels (skleros). **sclero-**: hart- (gr. skleros: trocken, hart, rau, straff)

scrotum, i *n.*: Sack, Hodensack. (nach Hyrtl viell. v. scortum, i *n.*: Haut, Leder, Hure)

sebaceus, a, um: Talg-, aus Talg bestehend. **sebum**, i *n.*: Talg

sectio, onis *f.*: das (Zer-)Schneiden. **Sectio alta**: hoher Blasenschnitt, extraperitoneale Eröffnung der Harnblase vom Bauch her (altus, a, um: hoch, tief)

secundarius, a, um: zur 2. Ordnung gehörend, sekundär. **secundus**, a, um: der zweite

Segmentierung *f.*: Zerlegung in Teilstücke. **segmentum**, i *n.*: Abschnitt

segregatio, onis *f.*: Absonderung, Trennung

Sekretion: Produktion und Absonderung von Drüsenprodukten (secretio, onis *f.*: Absonderung). **sekretorisch**: die Drüsensekretion betreffend

Selachii: Haie (gr. selachos *n.*: Knorpelfisch)

Selektion *f.*: Aussonderung, Auswahl, Auslese (seligo, selegi, selectum: auswählen)

sella, ae *f.*: Sessel, Sattel. **sellaris**, e: sattelartig, Sattel-

semen, inis *n.* (!): Samen

semi-: halb- (semis, issis *m.*: Hälfte)

semicanalis, is *m.*: Halbkanal, Kanalhälfte

seminiferus, a, um: Samen tragend, Samen- (semen; fero: tragen)

semispinalis, e: zur Hälfte zum Dornfortsatz der Wirbel gehörend, „Halbdorn-" (spina, ae *f.*: Dorn)

semilunaris, e: halbmondförmig (luna, ae *f.*: Mond)

Seneszenz *f.*: das Altern und die dadurch bedingten körperlichen Veränderungen (senesco: altersschwach werden). **senium**, i *n.*: Altersschwäche, drückendes Alter

sensibel: emfindsam; die Empfindung bzw. Reizaufnahme betreffend (sensibilis, e: fühlend). **sensibilisieren**, **Sensibilisierung**: 1. empfindlich (sensibel) machen. 2. den Organismus für bestimmte Antigene empfindlich machen, die Bildung von Antikörpern auslösen. **Sensitivität** *f.*: Überempfindlichkeit, Feinfühligkeit. **sensus**, us *m.*: Gefühl, Empfindung. **sensorius**, a, um: sensorisch, die Sinnesorgane betreffend

sentinel: (engl). Wächter (sentio, sensi, sensum: wahrnehmen, fühlen, unangenehmes zu seinem Schaden empfinden). **Sentinel-Lymphknoten**: Wächter-Lymphknoten, der erste im Abflussgebiet eines Tumors gelegene Lymphknoten

Sepsis *f.*: Blutvergiftung, Aussaat von Mikroorganismen von einem Herd aus in die Blutbahn (gr. sepsis *f.*: Fäulnis)

septum, i *n.*: Scheidewand, Umzäunung

sequentia, ae *f.*: Folge

Sequester *m.*: abgestorbenes Knochenstück (sequestro: absondern)

serosa, ae *f.*: Kurzform von Tunica serosa; das die intraperitoneal gelegenen Bauchorgane überziehende Mesothel des Peritoneum viscerale; im weiteren

Sinn das Peritoneum insgesamt sowie die übrigen serösen Häute (Pleura, Epi- und Perikard, Epi- und Periorchium). **serosus**, a, um: 1. das Blutserum betreffend. 2. ein Serum-ähnliches Sekret absondernd

serratus, a, um: sägeförmig gezackt, gezähnt (serra, ae *f.*: Säge)

serum, i *n.*: Molke, Käsewasser (eiweißhaltige Flüssigkeit)

Sesambein: dem Samen der Sesampflanze in Größe und Form ähnliche Verknöcherung in Sehnen und Bändern (gr. sesamon *n.*: Sesam, Sesamschote). **sesamoideus**, a, um: einem Sesamkorn ähnlich

seu: oder

shunt (engl.): Nebenschluss; natürlicher oder operativ angelegter Nebenweg zur Überbrückung eines Gefäßabschnitts (Bypass) oder zur direkten Verbindung zweier Gefäßsysteme

Sialolith *m.*: Speichelstein (gr. sialon *n.* (!): Speichel, lithos *m.*: Stein)

siccus, a, um: trocken

sigmoideus, a, um: dem gr. Buchstaben Sigma (ς) ähnlich; zum Colon sigmoideum gehörend

simplex, icis: einfach

sinister, tra, trum: links

sinuatrialis, e: den Bereich zwischen Sinus cordis und rechtem Vorhof des Herzens (in dem sich auch der Sinusknoten befindet) betreffend. **sinus**, ūs *m.*: Krümmung, Bucht, Busen; anat.: geschlossener Kanal, Gefäßerweiterung, Höhle, lufthaltige Räume im Knochen, Blutleiter. **Sinusoide**: weite, mit Ausbuchtungen versehene Blutkapillaren

siphon, onos *m.* (gr.): Abzugsröhre für Wasser; S-förmig gekrümmtes Abflussrohr

situs, ūs *m.* Lage, Stellung, Ortsverhältnis; i.e.S.: normale Lage von Organen im Körper

sive: oder

Skalp *m.*: 1. Kopfschwarte (funktionelle Einheit von Haut, Unterhaut und Sehnenhaube (*Galea aponeurotica*) über dem Schädeldach (Calvaria) 2. von einem lebenden oder toten Gegner abgeschnittenes behaartes Stück der Kopfhaut als Tapferkeitstrophäe (scalpo: kratzen, einschneiden)

skeletos *m.*: Gerippe, Knochengerüst, Skelett; ausgetrocknet. **skeletotopisch**: Lage auf das Skelett bezogen (gr. topos *m.*: Ort)

sklero- s. sclero-. **Sklerose**, **Sclerosis** *f.*: krankhafte Verhärtung von Geweben oder Organen

Skoliose *f.*: Schiefwuchs, seitliche Verkrümmung der Wirbelsäule (gr. skolios: krumm, gekrümmt, gebogen)

~**skop** *n.*: Suffix für ein Betrachtungs- oder Untersuchungsinstrument (gr. skopeo: betrachten, untersuchen)

Skorbut: Scharbock; Vit.-C-Mangel-Erkrankung

Skotom *n.*: Gesichtsfeldausfall, Verdunklung an einer umschriebenen Stelle des Gesichtsfelds; physiol. im Bereich des blinden

Flecks der Retina (gr. skotos, us *n.*: Dunkelheit, Finsternis)

smegma, atos *n.* (gr.): Seife, Schmiere, Salbe

solaris, e: zur Sonne gehörend, sonnenartig, Sonnen- (sol, solis *m.* (!): Sonne)

soleus, i *m.*: Wadenmuskel (solea, ae *f.*: Seezunge, Scholle, Sandale)

solitarius, a, um: allein stehend, einzeln

~**som**: Suffix für Körper, Gebilde, Struktur (soma)

soma, atos, *n.* (gr.): Leib, Körper; Zellkörper (= Perikaryon), kernnaher Bereich der Zelle ohne Zellfortsätze). **Somatoagnosie**: s. Asomatognosie. **somatomotorisch**: die Bewegungen der willkürlichen Muskulatur (Skelettmuskulatur) betreffend. **somatosensorisch/somatosensibel**: die bewusste Wahrnehmung von Körperempfindungen betreffend (sensibilis, e: empfindungsfähig; sensorius: der Empfindung dienend). **somatotopisch**: der relativen Lage der Körperteile entsprechend angeordnet (topos *m.*: Ort, Stelle). **Somit** *m.*: (embryol.): Ursegment

Somnolenz *f.*: krankhafte Schläfrigkeit (somnus, i *m.*: Schlaf)

Sono-: Schall-, Ultraschall- (sono: tönen, schallen)

sopor, oris *m.*: tiefer Schlaf

spasmus, i *m.*: vermehrter Spannungszustand der Muskulatur mit federndem Widerstand bei passiver Bewegung (gr. spasmos *m.*: das Ziehen, Reißen; Krampf). **spasticus**, a, um: krampfartig, an Krämpfen leidend. **Spastizität** *f.*: verstärkter muskulärer Widerstand gegen passive Bewegungen, erhöhte Eigenspannung der Skelettmuskulatur

spatium, i *n.*: Raum

sperma, atis *n.*: Samen, Keim, Samenflüssigkeit (gr. sperma, atos n.)

Spezifität *f.*: kennzeichnende Eigenschaft, Eigentümlichkeit, Besonderheit (species, ei *f.*: Anblick, Aussehen, Begriff, Art)

~**sphäre**: ~kugel (gr. sphaira *f.*: Kugel). **sphaericus**, a, um: kugelig, die Kugelform betreffend

sphen, sphenos *m.* (gr.): Keil

sphex, sphekos *m.* (gr.): Wespe. Wahrscheinlich durch einen Übertragunsfehler im Mittelalter wurde das Wespenbein (Os sphekoidale) zum Keilbein (Os sphenoidale)

sphincter, eris *m.*: Schließer, Schnürer (gr. sphingo: zuschließen, einschnüren)

sphygmos, *m.* (gr.): Puls

spina, ae *f.*: Dorn, Stachel, Gräte, Wirbelsäule. **Spina bifida**: Spaltbildung der Wirbelsäule (bifidus: zweigeteilt). **spinalis**, e: auf Wirbelsäule oder Rückenmark bezogen. **spinosus**, a, um: stachelig, dornig; zur Spina gehörend

spiralis, e: gewunden (spira, ae *f.*: Windung, Spirale)

Spirometrie *f.*: Messung des Lungen- bzw. Atemvolumens und der Luftflussgeschwindigkeit (spiro: hauchen, atmen, ausatmen; metior, mensus sum: messen, ausmessen, beurteilen)

splanchnicus, a, um: zu den Eingeweiden gehörend (gr. splanchnon *n.*: Eingeweide)

splen, enos *m.* (!) (gr.): Milz. **splenicus**, a, um: zur Milz gehörend, Milz-

splenium, i *n.*: Wulst, abgerundeter Bauch

splenius, a, um: pflaster-, riemenförmig

Spondylitis *f.*: entzündliche Erkrankung der Wirbel (gr. spondylos *m.*: Wirbel). **Spondylolisthesis** *f.*: Wirbelgleiten (gr. olisthesis *f.*: das Ausgleiten). **Spondylose** *f.*: Arthrose der Wirbelgelenke

spongia, ae *f.* (gr. spongos *m.*): Schwamm, Pilz. **spongiosus**, a, um: schwammig, porös. **Spongiozyt** *m.*: Zelle mit schwammförmigem Zytoplasma (Zona fasciculata-Zellen der Nebennierenrinde)

spurius, a, um: falsch, unecht

sputum, i *n.*: Auswurf, ausgeworfener Speichel, Spucke

squama, ae *f.*: Schuppe. **squamosus**, a, um: die Schuppe betreffend, Schuppen

stapes, edis *m.*: Steigbügel (stare: stehen; pes, pedis *m.*: Fuß)

Stasis, **Stase** *f.*: Stockung, Stauung (gr. stasis, eos *f.*: Stehen, Stillstand)

stationär: 1. an eine Krankenhausaufnahme gebunden. 2. unverändert bleibend (statio, onis *f.*: Standort, Aufenthalt, Posten)

statisch: keine Bewegung oder Entwicklung aufweisend (Gegensatz: dynamisch). **stato-**: das Stehen betreffend, zum Gleichgewichtsorgan gehörend (gr. statike *f.*: Lehre vom Gleichgewicht). **Statokonien**: Gehörsand (gr. konia *f.*: Staub, Sand). **Statolithen**: Steinchen im Gleichgewichtsorgan (gr. lithos *m.*: Stein)

stella, ae, *f.*: Stern. **Stellatum**, i *n.*: Abk. f. Ganglion stellatum. **stellatus**, a, um: „mit Sternen besetzt", sternförmig. **stellula**, ae *f.*: Sternchen

Stenose *f.*: Verengung (gr. stenos: eng, schmal)

stercus, oris *n.*: Ausleerung, Dünger, Kot

stereo- (gr.): starr, fest, räumlich. **stereophon**: räumlich klingend (gr. phone *f.*: Stimme, Laut, Ton, Rede, Sprache). **Stereotaxie**, **stereotaktisch**: punktgenaue Ausschaltung bestimmter Hirnstrukturen durch ein Bohrloch in der Schädeldecke mittels eines Zielgerätes (gr.: taxis *f.*: Ordnung, Stellung; taktos: festgesetzt, angeordnet). **Stereozilien**: unbewegliche Zellfortsätze (cilium, i *n.*: Wimper, Flimmerhaar)

sterilis, e: unfruchtbar, keimfrei

Sternalpunktion *f.*: Anstechen des Brustbeins (Sternum) zur Gewinnung von Knochenmark (pungo, pupugi, punctum: mit einem spitzen Gegenstand stechen). **sternum**, i *n.*: Brustbein (gr. sternon *n.*: Brust)

Stethoskop *n.*: Hörrohr zur Auskultation (gr. stethos *n.*: Brust, Herz, Inneres; skopeo: betrachten, untersuchen)

stigma *n.* (gr.): Stich, Punkt, Wundmal, auffäll. Krankheitszeichen

stoma, atos *n.* (!) (gr.): Mund, Öffnung, Mündung

stomachicus, a, um: auf den Magen bezogen (gr. stomachos *m.*: Magen)

Stomodeum, **Stomatodeum**, i *n.*: Mundbucht, ektodermaler Abschnitt der Mundhöhle (gr. stoma; hodos *f.*: Eingang) (s. Proktodeum)

Strabismus: Schielen (gr. strabizo: schielen)

Strangulation *f.*: med.: Abklemmung innerer Organe (gr. strangalao: erdrosseln, durch Zuschnüren der Luftröhre töten)

stratum, i *n.*: Decke; anat.: Lage, Zellschicht

Streptokokken: Gattungsname für grampositive, unbewegliche Kettenbakterien (gr. streptos *m.*: Halskette; kokkos *m.*: Korn, Beere)

stria, ae *f.*: Kerbe, Furche, Streifen. **striatal**, **striär**: 1. das Corpus striatum betreffend; 2. die Area striata (primäre Sehrinde) betreffend. **Striatum** *n.*: Kurzform für Corpus striatum (Nucleus caudatus + Globus pallidum). **striatus**, a, um: gestreift, mit Streifen versehen

strictura, ae *f.*: die Verengung

stroma *n.* (gr.): Gerüst: anat. Grundgewebe von Organen und Geschwülsten

Struma *f.*: Vergrößerung der Schilddrüse (Kropf) oder anderer Drüsen (Ovar, Hypophyse, Nebenniere, Prostata) (struma, ae *f.*: Geschwulst)

stylo-: zum Proc. styloideus gehörend. **styloideus**, a, um: griffelförmig (gr. stylos *m.*: Griffel, Säule). **Stylopodium**: s. Acropodium

sub-: unter-, zu wenig

subarcuatus, a, um: unter einem Bogen(gang) liegend (arcus, ūs *m.*: Bogen)

subiculum i, *n.*: kleine Unterlage

sublingualis, e: unter der Zunge liegend

Subluxatio, onis *f.*: unvollständige Verrenkung, wobei die Gelenkflächen teilweise in Berührung bleiben (luxo: verrenken)

submandibularis, e: unter dem Unterkiefer liegend

substantia, ae *f.*: Bestand, Beschaffenheit, Vorrat, Substanz

substituo, ui, utum: an die Stelle setzen, ersetzen

subungualis, e: unter dem Nagel liegend (unguis, is *m.*: Finger- oder Zehennagel)

succedaneus, a, um: nachfolgend (suc-cedo, cessi, cessum: folgen, nachfolgen)

succus gastricus: Magensaft (sucus, i *m.*: Saft)

sudor, oris *m.*: Schweiß. **sudorifer**, fera, ferum: Schweiß bringend (fero: tragen, bringen)

suffizient: ausreichend (in Bezug auf eine Organfunktion) (sufficio, feci, fectum: genügen, ausreichen)

sulcus, i *m.*: Furche, Rinne. **Sulzifizierung**: Entstehung von Furchen

Summation *f.*: Anhäufung; zeitliche oder räumliche Summierung mehrerer Einzelerregungen (summa, ae *f.*: Summe, Gesamtzahl)

super: oben, darüber, über-

supercilium, i *n.*: Augenbraue

superus, a, um: oben befindlich, höher stehend

superficialis, e: oberflächlich gelegen (superficies, ei *f.*: Oberfläche)

supinatio, onis *f.*: Auswärtsdrehung von Hand und Fuß (supino: nach oben drehen)

supplementär: ergänzend (frz. supplementaire: ergänzend; lat. supplementum, i *n.*: Ergänzung, Rekrutierung)

Suppressor *m.*: Unterdrücker (supprimo, suppressi, suppressum: unterdrücken, hemmen)

supra: oben, oberhalb, über, übergeordnet

supramarginalis, e: oberhalb des Randes befindlich

supranukleär: funktionell oberhalb eines (Hirnnerven-)Kerns

supremus, a, um: höchster, oberster (sup. v. superus, a, um: oben befindlich)

sura, ae *f.*: Wade (das dreiköpfige Muskelpaket, das dem Unterschenkel die Wölbung nach hinten verleiht)

Surfactant(-Faktor): grenzflächenaktive Substanz in Lungenalveolen (Kunstwort aus engl. surface active agent)

suspensorium, i *n.*: Aufhänger (suspendo, pendi, pensum: aufhängen)

sustentaculum, i *n.*: Stütze (sustento: stützen, nicht sinken lassen)

sutura, ae *f.*: Naht

sym-, **syn-** (gr.): mit-, zusammen

sympathicus, a, um: sympathisch; anat.: sympathischer Teil des veg. Nervensystems (gr. pathos *m.*: Leiden)

symphysis, is oder eos *f.*: Verwachsung; knorpelige Verbindung zweier Knochen (gr. symphyo: zusammenwachsen)

Symptom *n.*: Krankheitszeichen (gr. symptoma, *n.*: Unfall, Eigenschaft)

Synapse *f.*: Kontaktstelle zwischen Nervenzellen untereinander und zwischen Nervenzellfortsatz und Muskel-, Drüsen-, Sinneszellen (gr. synapsis, eos f.: Verbindung)

Synarthrose *f.*: unechtes Gelenk, Fuge, Hafte (gr. arthron *n.*: Gelenk, Glied)

synchondrosis, is *f.*: knorpelige Verbindung zweier Knochen (gr. chondros *m.*: Knorpel)

syncytium, i *n.*: mehrkerniger Zellverband (gr. kytos *m.*: Zelle)

syndesmos *m.* (gr.): Band, Verbindung, Fessel. **Syndesmose** *f.*: Knochen durch Bindegewebe verbunden (gr. desmos *m.*: Band)

Syndrom *n.*: Symptomenkomplex (gr. syndrome *n.*: Zusammenlauf, Anhäufung)

Synergist *m.*: Zusammenwirken, gleichsinnig Wirken (z.B. von Muskeln) (gr. synergeo: zusammen arbeiten, mitwirken)

Synkope *f.*: 1. Kollaps; 2. anfallsartige, kurzdauernde Bewusstlosigkeit bei Minderdurchblutung des Gehirns (gr. synkopto: zusammenschlagen, sich todmatt fühlen)

synonym: bedeutungsgleich, -ähnlich (gr. onyma *n.*: Name, Bezeichnung)

synopsis, eos (gr.) *f.*: Übersicht, Überblick

Synostose *f.*: knöcherne Verbindung von Knochen (gr. osteon *n.*: Knochen)

synovia, ae *f.*: Gelenkflüssigkeit, -schmiere (ovum, i *n.*: das Ei, eiweißartige Konsistenz [nach Paracelsus: „mit Eistoff"])

Synthese *f.*: 1. Zusammenfügung, Verknüpfung. 2. Aufbau einer chemischen Verbindung aus einfacheren Stoffen (gr. synthesis *f.*: Zusammensetzung)

Synzytium: s. Syncytium

Syphilis *f.*: Lues venerea (lues, is: ansteckende Krankheit, Seuche; venereus, a, um: zur Geschlechtsliebe gehörend), harter Schanker; chron. Infektionskrankheit durch Treponema pallidum; im Stadium IV (Neurosyphilis) mit Tabes dorsalis und progressiver Paralyse des Gehirns. Der Name S. wurde erstmals in einem Gedicht von Fracastoro 1530 genannt, dessen Held Syphilus heißt und an S. leidet (arab. sifl: Weltkrankheit; gr. siphlos: verstümmelt; sys: Schwein; phileo: lieben)

Syringomyelie *f.*: Höhlenbildung in der grauen Rückenmarksubstanz (syrinx, ingos *f.*: Röhre, Hohlraum, Hirtenflöte; klin. auch verwendet für Ohrtrompete; myelos *m.*: Mark, Gehirn). **Syringitis** *f.*: Entzündung der Ohrtrompete

systole *f.* (gr.): das Zusammenziehen

Szintigramm *n.*: durch Einwirkung radioaktiver Stoffe auf eine fluoreszierende Schicht erzeugtes Leuchtbild (scintillo: Funken sprühen, funkeln)

T

Tabatière (frz.): Schnupftabakdose; Vertiefung am Handrücken zum Aufhäufeln einer Prise

tabes, is *f.*: Fäulnis, Zersetzung

tabula, ae *f.*: Brett, Tafel

Tachykardie *f.*: Herzrasen, anhaltend beschleunigter Puls (> 90 Schläge/min) (gr. kardia *f.*: Herz). **Tachypnoe** *f.*: beschleunigte Atmung (gr. pnoe *f.*: das Atmen)

tachys (gr.): schnell, geschwind

tactilis, e: den Tastsinn betreffend (tactio, onis *f.*: Tastsinn, Gefühl). **tactus**, a, um: berührt. **tactus**, ūs *m.*: Berührung, Gefühl, Tastsinn

~**tän**: Chromosomen in den Vorstadien der Reifeteilung (taenia). **taenia**, ae *f.*: Strang, Streifen, Rissrand (gr. tainia *f.*: Band, Binde, schmaler Streifen)

talus, i *m.*: Fußknöchel, anat. Sprungbein

Tamponade *f.*: das Ausstopfen (von Wunden) mit Tampons

tanycytus, i *m.*: Ependymzelle mit langem, bis zur Blutkapillare reichendem basalem Zellfortsatz (gr. tany-: langgestreckt; v. teino: strecken, spannen, dehnen)

tardus, a, um: langsam, verspätet, spät auftretend

Targetzellen: Schießscheibenzellen, Zielzellen; schießscheibenförmige Erythrozyten (engl. target: Ziel, Schießscheibe)

tarsalis, e: zur Lidplatte gehörend. **tarsus**, i *m.*: Flechtwerk, Blatt, Hängematte; Bezeichnung für flache Gebilde; anat. 1. Lidfaserplatte, „Lidknorpel" 2. Fußwurzel

~**taxie**, ~**taxis** *f.*: durch einen bestimmten Reiz ausgelöste Bewegungsreaktion (gr. taxis, eos *f.*: Ordnung, Aufmarsch)

tectorius, a, um: eine Bedeckung bildend. **tectum**, i *n.*: Dach. **tectus**, a, um: bedeckt, versteckt

tegmen, inis *n.*: Decke, Bedeckung. **tegmentum**, i *n.*: Decke, Helm, Haube

tel-, **telo-**: End- (gr. telos *n.*: Ende, Ziel, Zweck)

tela, ae *f.*: Gewebe, das Weben, Gewebeschicht

Teleologie *f.*: Lehre von der Zielgerichtetheit einer Entwicklung (gr. telos)

Telencephalon *n.*: Endhirn. **Telodendron** *n.*: Endbäumchen; feine Endverzweigungen des Axons oder der Dendriten (gr. dendron *n.*: Baum). **Telophase** *f.*: Endphase der mitotischen und meiotischen Kernteilung

Temperatur *f.*: 1. Wärmegrad eines Stoffes. 2. Körperwärme, *med.* leichtes Fieber (tempero: richtig wärmen, richtig abkühlen; richtig mischen; Maß halten)

tempora, orum *n.pl.*: Schläfen. **temporalis**, e: zur Schläfe gehörend

temporär: zeitweilig auftretend, vorübergehend (tempus, oris *n.*: Zeit, Zeitabschnitt; frz. temporaire: nur eine Zeit lang dauernd)

tendineus, a, um: sehnig. **tendo**, inis *m.* (!): Sehne (tendo, tetendi, tentum: spannen, straff anziehen)

tenon, ontos *m.* (!) (gr.): Sehne

tensio, onis *f.*: Spannung. **tensor**, oris *m.*: Spanner. **tensus**, a, um: gespannt

tentoriell: auf das Kleinhirnzelt (Tentorium cerebelli) bezogen. **tentorium**, i *n.*: Zelt

tenuis, e: zart, dünn

terato-: Fehlbildung, Missbildung (gr. teras, atos *n.*: Zeichen, Wunder, Ungeheuer, Schreckbild). **Teratozoospermie** *f.*: Vorkommen von > 60% fehlgebildeter Spermatozoen im Ejakulat (gr. zoon *n.*: lebendes Wesen, Tier; gr. sperma *n.*: Same)

teres, etis (gr.): gerundet und glatt (gr. tero: abreiben, glätten, drechseln)

terminalis, e: End-, Grenz-, zur Grenze gehörend (termino: begrenzen). **terminatio**, onis *f.*: Begrenzung, Abgrenzung, Schluss

territorium, i *n.*: Gebiet, Bezirk

tertius, a um: dritter

testis, is *m.*: Zeuge vor Gericht, Hode; meist *pl.*: testes, ium: Hoden

Tetanie *f.*: schmerzhafter Muskelkrampf (gr. tetanos *m.*: Spannung). **Tetanus** *m.*: Infektionskrankheit (durch das Bakterium Clostridium tetani) mit Lähmung und Muskelkrämpfen (Wundstarrkrampf). *physiol.*: Muskelkontraktion der Skelettmuskulatur mit Verschmelzung der einzelnen Muskelzuckungen in Folge einer erhöhten Reizfrequenz

tetra (gr.): vier. **Tetrade** *f.* (gr. tetradion *n.*): Vierzahl. **Tetramer** *n.*: aus 4 Teilen bestehend, 4-zählig (gr. meros *n.*: Teil, Anteil)

thalamus, i *m.*: Sehhügel (wegen der Verbindung mit dem Sehnerv) (gr. thalamos *m.*: Wohnung, Zimmer, Kammer, Schlafgemach)

theca, ae *f.*: Kapsel, Hülle (gr. theke *f.*: Behältnis, Kasten)

Thelarche *f.*: Beginn der Brustentwicklung (gr. thele *f.*: Brustwarze; arche *f.*: Anfang)

thenar, aris *n.* (!): Daumenballen

Therapie *f.*: Kranken-, Heilbehandlung (gr. therapeia *f.*: Bedienung, Dienstleistung, Behandlung, Pflege)

thermisch: die Wärme betreffend, Wärme- (gr. therme *f.*: Wärme, Hitze). **thermodynamisch**: Verhalten physikalischer Systeme bei Temperaturänderung (gr. dynamis *f.*: Kraft, Stärke, Leistungsfähigkeit)

thoracalis, e: zum Brustkorb gehörend. **thorax**, acis *m.*: Brustkorb (gr. thorax, akos *m.*: Brust, Brustkasten, Brustharnisch)

Thrombose *f.*: Blutpfropfbildung; intravaskuläre, intravitale Blutgerinnung (gr. thrombosis *f.*: Blutgerinnung). **thrombocytus**, i *m.*: Blutplättchen. **thrombus**, i *m.*: Blutpfropf, geronnenes Blut innerhalb eines Gefäßes (gr. thrombos *m.*: Klumpen, geronnene Masse)

thymus, i *m.*: Bries, Thymus (gr. thymos *m.*: Lebenskraft, Seele, Gemüt. Im Altertum wurde der Thymus als Sitz des Gemüts angesehen)

thyr(e)oideus, a, um: schildähnlich (gr. thyreos *m.*: Schild, großes Schild der Fußsoldaten; ~ideus). **thyro-**: zur Schilddrüse bzw. zum Schildknorpel gehörend. **Thyrotropin** *n.*: das die Schilddrüse (Glandula thyroidea) stimulierende Hormon des Hypophysenvorderlappens (gr. tropos *m.*: Richtung)

tibia, ae *f.*: Flöte, Schienbein

Tic doulo(u)reux *m.*: Schmerztick, Gesichtszucken bei Trigeminusneuralgie (frz. tic *m.*: Zucken; douloureux: schmerzhaft)

tight junction (engl): dichte (undurchlässige) Verbindung; verengte Zell-Zell-Verbindungsstelle

Tinea pedum: Fußpilzerkrankung (tinea, ae *f.*: nagender Wurm, Raupe; pedum: Gen. Pl. von pes, pedis *m.*: Fuß)

tinnitus, ūs *m.*: das Klingeln, Geklirr; med.: Ohrensausen, Ohrgeräusche

tokos *m.* (gr.): Geburt, Geburtswehen

~tomie, **~tomia**: ~schneiden, ~schnitt; chirurg. Eröffnung (gr. tome *f.*: das Schneiden, Schnitt, Schärfe). **tomo-**: Schicht-, Schnitt- (gr. tomos *m.*: abgeschnittenes Stück, Schnitte)

Tonizität *f.*: beschreibt das Verhalten des Zellvolumens in unterschiedlichen extrazellulären Lösungen; Maß für den osmotischen Druck einer Lösung im Vergleich zu Körperflüssigkeiten (hypo-, iso-, hyperton). **tonos**, *m.* (gr.): 1. Spannung, 2. Ton. **tonotop**: nach der Tonhöhe (Frequenz) angeordnet (gr. topos m.: Ort). **Tonotopie** *f.*: die nach der Tonhöhe differenzierte Gliederung der Hörrinde

tonsilla, ae *f.*: Mandel

tonus, i *m.*: Spannung

~top: auf einen Ort bezogen (gr. topos *m.*: Ort, Platz, Gegend, Gebiet). **topographia** *f.*: Lagebeschreibung (gr. topos *m.*: Ort; grapho: schreiben, aufschreiben)

Torsion *f.*: Verdrillung, Verwindung; Achsendrehung eines Organs (torqueo, torsi, tortum: drehen, winden, foltern). **tortuositas**, atis *f.*: Schlingenbildung (tortus, ūs *m.*: Windung, Krümmung)

torus, i *m.*: Wulst, Anschwellung

totalis, e: vollständig, restlos, gesamt (totus, a, um: ganz)

trabecula, ae *f.*: kleiner Balken, Bälkchen (dimin. von trabs, trabis *f.*: Balken)

trachea, ae *f.*: Luftröhre (gr. trachys: rau, uneben). Früher „Arteria [= Luftader] tracheia“ (wegen der Knorpelspangen in der Wand)

tractus, ūs *m.*: Zug, Strang (von Muskel- od. Nervenfasern)

tragi, orum *m.pl.*: Haare des Gehörgangs. **tragicus**, a, um: zum Tragus gehörend (gr. tragikos: bocksartig, tragisch). **tragus**, i *m.*: Ziegenbock, Bock; anat.: Erhebung vor der Öffnung des Gehörgangs

Trajektorien *f.*: mathem.: Linien, die jede Kurve einer ebenen Kurvenschar unter gleichbleibendem Winkel schneiden; anat.: sich rechtwinklig kreuzende Spannungslinien als Orte großer Druck- und Zugbelastung in einem belasteten Körper; im Knochen durch entsprechend ausgerichtete Spongiosazüge manifestiert (traicio, ieci, ectum: hinüberwerfen, überschreiten, durchbohren)

trans-: jenseits, über-

Transdifferenzierung: Umwandlung einer Zellart in eine andere (differentia, ae *f.*: Verschiedenheit, Unterschied)

Transduktion *f.*: Überführung 1. Genübertragung zwischen Bakterien oder in Wirtszellen durch Viren. 2. Umwandlung eines äußeren Reizes in ein physiologisches Signal. 3. Übermittlung eines Signals in eine Zelle über die Zellmembran hinweg

Transformation *f.*: Umwandlung, Umformung, Umgestaltung (transformo: umgestalten)

transitorisch: vorübergehend, später wegfallend (transitorius, a, um: mit einem Durchgang versehen, Durchgangs-)

Translation *f.*: 1. Vorschubbewegung; 2. Seitwärtsverschiebung; 3. Übersetzung (transfero, -tuli, -latum: hinüber tragen, versetzen, übertragen)

translocatio, onis *f.*: Ortsveränderung („hinüberstellen")

Transmitter *m.*: Überträgersubstanz (transmitto: etwas hinüber schicken)

Transkription *f.*: Umschreibung (scriptio, onis *f.*: das Schreiben)

Transparenz *f.*: 1. das Durchscheinen, Durchsichtigkeit, Lichtdurchlässigkeit. 2. Verstehbarkeit (trans: über ... hinaus; pareo: erscheinen, sichtbar sein)

Transplantation *f.*: Verpflanzen von lebenden Geweben oder Organen (planta,ae *f.*: Setzling, Pfropfreis)

Transsudat *n.*: nicht entzündlicher, eiweißarmer Erguss in Körperhöhlen (sudo: schwitzen)

transversus, a, um: quer verlaufend, quer liegend

transzellulär: beim transzellulären Transport (Transzytose) werden die Stoffe direkt durch die Zelle transportiert (z.B. durch Exo- und Endozytose oder durch rezeptorvermittelten Membrantransport)

trapezius, a, um: trapezförmig (gr. trapeza *f.*: (viereckiger) Tisch). **trapezoideus**, a, um: trapezähnlich, -förmig

trauma, atis od. atos *n.* (gr.): Verletzung, Wunde

trema *n.* (gr.): Loch, Öffnung
tremor, oris *m.*: das Zittern, Schauder (gr. tremo: zittern, beben)
tri- (lat./gr.): drei-
Triade *f.*: Dreiheit (tres, tria, trium: drei)
triangulus, i *m.*: Dreieck
trias, triados *f.* (gr.): Dreizahl, Dreiheit
triceps, cipitis: dreiköpfig (caput, capitis *n.*: Kopf)
Trich-, **Tricho, -thrix** : Wortteil in der Bedeutung von Haar (gr. thrix, trichos *f.*: Haar)
Tricuspidalklappe: dreizipflige Segelklappe des rechten Herzens (cuspis, idis *f.*: Spitze, Zipfel)
trigeminus, a, um: dreiwüchsig, Drillings-
trigonum, i *n.*: Dreieck
trimenon *n.* (gr.): Vierteljahr (3 Monate)
Triploidie *f.*: dreifacher Chromosomensatz im Zellkern (gr. triplus: dreifach)
tripus, podos *m.* (gr.): Dreifuß
triquetrus, a, um: dreieckig
Trisomie *f.*: dreifaches Vorhandensein eines bestimmten Chromosoms, z.B. Trisomie 21 (Down-Syndrom) (gr. soma, atos *n.*: Körper)
triticeus, a, um: Weizen-, weizenkornähnlich (triticum, i *n.*: Weizen)
trochanter, eris *m.*: Rollhügel (gr.: trochazo: laufen, sich im Kreise drehen)
trochlea, ae (trochilia, ae) *f.*: Winde, Rolle, Flaschenzug. **trochlearis**, e: zur Rolle gehörend
trochos *m.* (gr.): Rad
~**trop**: gerichtet auf, drehend (gr. trepo: drehen, hinwenden, an etwas gehen). **tropos** *m.*: Richtung, Wendung)
~**troph**, **tropho-**: -ernährend, Nähr- (gr. trepho: ernähren; trophe *f.*: Ernährung). **trophoblast**(us, i) *m.*: Außenwand der Blastozyste (Keimbläschen) (gr. blastos m.: Spross, Keim)
truncus, i *m.*: Stamm, Rumpf, Hauptteil eines Organs
Trypsin *n.*: Eiweiß spaltendes Enzym der Bauchspeicheldrüse (gr. trypao: durchbohren, durchlöchern)
tuba, ae *f.*: Trompete (gerades Blasinstrument mit trichterförmiger Öffnung) (gr. salpinx). **tubarius**, a, um: zur Tuba (auditiva oder uterina) gehörend. **Tubargravidität** *f.*: Eileiterschwangerschaft (graviditas, atis *f.*: Schwangerschaft). **Tubenligatur** *f.*: Unterbindung der Eileiter zur Sterilisation der Frau (ligo: binden, umschlingen)
tuber, eris *n.*: Beule, Höcker. **tuberculum**, i *n.*: Höckerchen, Buckel, knötchenförmige Schwellung. **tuberositas**, atis *f.*: Rauigkeit
tubulus, i *m.*: kleine Röhre, kleiner Kanal, Schlauch. **tubus**, i *m.*: Röhre
tumor, oris *m.*: die Geschwulst
tunica, ae *f.*: Gewand, Hülle; Gewebeschicht
turbulent: 1. stürmisch. 2. ungeordnet. 3. Wirbel bildend (turbo, inis *m.*: Wirbel, wirbelnde

Drehung; turbo: Verwirrung anrichten; turbulentus, a, um: unruhig, aufgeregt)

turcicus, a, um: türkisch, Türken-

turgor, oris *m.*: Spannungszustand, Flüssigkeitsdruck im Gewebe (turgeo: geschwollen sein, von Säften strotzen)

turricephalus, i *m.*: Turmschädel (turris, is *f.*: Turm)

tussis, is *f.*: der Husten

tympanicus, a, um: zur Paukenhöhle gehörend. **tympanitisch**: paukentonartig, „musikalisch". **tympanum**, i *n.*: Trommel, Handpauke; Paukenhöhle

Typologie *f.*: Einteilung nach Typen (Merkmalen) (gr. typos *m.*: Form, Gestalt, Bild, Mal)

U

ulcus, eris *n.*: Geschwür, wunde Stelle

ulna, ae *f.*: Elle

Ultimobranchialkörper: besteht aus der ventralen Knospe der 4. und der beim Menschen rudimentären 5. (letzten) Schlundtasche (früher als Kiementaschen bezeichnet) (ultimus; gr. branchia *n.*: Kiemen). **ultimus**, a, um: äußerster, letzter

ultra-: jenseits, darüber, äußerst

Ultrafiltration *f.*: Filtrationsverfahren aus dem Bereich der Membrantechnik zur Abtrennung und Aufkonzentrierung von makromolekularen Substanzen und kleinen Partikel aus einem Medium (frz. filtre *m.*: Seihtuch, Filter; dt. Filz)

umami: Geschmack der Glutaminsäure (japan. umai: fleischig und herzhaft, wohlschmeckend)

umbilicalis, e: zum Nabel gehörend. **umbilicus**, i *m*: Nabel, Mittelpunkt. **umbo**, onis *m.*: Nabel, Schildbuckel

uncinatus, a, um: hakenförmig, Haken-, hakenartig gekrümmt. **uncus**, i *m.*: Haken

unguis, is *m.*: Nagel, Kralle

uni-: ein- (unus, a, um: als Zahlwort einer, nur einer, ein Einziger, ein und derselbe)

unilateral: einseitig, auf einer Seite (latus, eris *n.*: Seite)

unipennatus, a, um: einfach gefiedert (penna, ae *f.*: Feder)

universus, a, um: in eins gekehrt, gesamt

Urachus, i *m.*: Urharngang, Harnblase-Allantois-Gang (gr. uron: Harn; echo: enthalten)

Urbanisation *f.*: Verstädterung (urbanus, a, um: städtisch)

Ureter, eris *m.*: Harnleiter (gr. uron *n.*: Harn; gr. ureter, ureteros *m.* Uringang). **urethra** *f.* (gr.): Harnröhre. **urogenitalis**, e: die Harn- und Geschlechtsorgane betreffend (genitalis, e: zur Zeugung gehörend). **urothel**(ium) *n.*: Bezeichn. f.d. Übergangsepithel der Harn ableitenden Organe

usura, ae *f.*: Nutzung, Abnutzung; z.B. Knochenschwund durch Druck („Rippenusuren")

usus, ūs *m.*: Gebrauch, Benutzung

uterinus, a, um: zur Gebärmutter in Beziehung stehend. **uterus**, i *m.*: Gebärmutter

Utilisation *f.*: aus etwas Nutzen ziehen. biochem. Ausnutzung eines Substrats im Stoffwechsel (utilis, e: brauchbar, nützlich)

utriculus, i *m.*: kleiner Balg, Schlauch (z.B. im Vestibulum des Labyrinths, Prostata)

uvea, ae *f.*: Weinbeere. **uvula**, ae *f.*: kleine Traube; Gaumenzäpfchen

V

vacuola, ae *f.*: kleiner Hohlraum, Bläschen

vagalis, e: den N. vagus betreffend

vagina, ae *f.*: Scheide. **vaginalis**, e: 1. die weibl. Scheide betreffend. 2. scheidenförmig

Vagotomie *f.*: operative Durchtrennung des Nervus vagus (gr. temno: schneiden)

vagus, a, um: umherschweifend, umherstreifend (wegen des z.T. weit entfernt liegenden Versorgungsgebietes des N. vagus)

Vakzination *f.*: Impfung, Schutzimpfung (vacca, ae *f.*: Kuh)

valgus, a, um: krumm, nach innen gebogen (lateralkonkav, X-Krümmung)

vallatus, a um: mit einem Wall umgeben. **vallecula**, ae *f.*: Tälchen, kleine Einsenkung, Nische (dimin. von valles, vallis *f.*: Tal). **vallum**, i *n.*: Wall, Hautwulst

valva, ae *f.*: Klappe. **valvula**, ae *f.*: kleine Klappe, Teil einer Klappe

Varicella, ae *f.*: Windpocken (dimin. v. varix, icis *f.*: Knoten, Krampfader). **Varikosität** *f.*: Krampfaderbildung.

varicosus, a, um: krampfadrig, krampfaderreich

Varietät *f.*: Abart, Spielart (varietas, atis *f.*: Mannigfaltigkeit, Verschiedenheit)

Varikozele *f.*: Krampfaderbruch des Plexus pampiniformis (gr. kele *f.*: Bruch). **Varizen**: Krampfadern (varix, icis *f.*: Knoten, Krampfaderknoten, Krampfader)

varus, a, um: krumm, nach auswärts gebogen (lateralkonvex, O-Krümmung)

vas, vasis *n.*: Gefäß, Blutgefäß. **Vasa vasorum**: Gefäße der Gefäße; kleine Arterien und Venen in der Wand größerer Blutgefäße, deren äußere Schichten sie versorgen

vascularis, e: die Blutgefäße betreffend. **vasculosus**, a, um: gefäßreich (vasculum: dimin. v. vas: kleines Gefäß). **Vaskularisation** *f.*: Gefäßbildung, Durchwachsung mit Gefäßen

Vasektomie *f.*: (= Vasoresektion): operative Entfernung eines Stückes des Samenleiters (Ductus deferens); op: Entfernung eines Teils von Blutgefäßen (gr. ektemno: ausschneiden)

Vasodilatation *f.*: Gefäßerweiterung (dilato: ausdehnen). **Vasokonstriktion** *f.*: Gefäßverengung (con-stringo, -strinxi, -strictum: zusammenschnüren, -binden). **Vasomotorik** *f.*: Vasokonstriktion und -dilatation durch Gefäßnerven (moveo, movi, motum: bewegen)

Vasoresektion *f.*: s. Vasektomie (resectio, onis *f.*: das Weg-, Abschneiden)

vastus, a, um: sehr groß, plump
Vegetationen: Wucherungen lymphatischer Gewebe (vegeto: wachsen)
vegetativ: dem Willen nicht unterliegend
velum, i *n.*: Segel
vena, ae *f.*: Ader, Blutader, Saugader. **venosus**, a, um: venös, reich an venösen Blutgefäßen
venter, tris *m.*: Bauch, Leib, bauchförmige Ausbuchtung. **ventralis**, e: bauchwärts gelegen, zum Bauch gehörend, zur vorderen Seite, vorn. **ventriculus**, i *m.*: Herz-, Gehirnkammer, Magen, Tasche (dimin. v. venter)
Ventilation *f.*: Belüftung der Lungen bei der Atmung (ventus, i *m.*: Wind, Luft; ventilator, oris *m.*: Taschenspieler)
vermiformis, e: wurmförmig. **vermis**, is *m.*: Wurm
vernix, icis *f.* (!): Firnis, Lack. **Vernix caseosa**: Fruchtschmiere auf der Haut der Neugeborenen
versio, onis *f.*: Drehung, Wendung (verto, verti, versum: wenden, drehen, umkehren)
vertebra, ae (neulat.) *f.*: Wirbel (verto, versi, versum: wenden, drehen, kehren). **Vertebrata**: die Wirbeltiere
verticalis, e: senkrecht, lotrecht, „Scheitel-linig" (vertex, icis *m.*: Wirbel, Scheitel). **Vertikalisation** *f.*: Rechtsdrehung des Herzens um die Sagittalachse, die zur Steilstellung führt
verus, a, um: wahr, zutreffend
vesica, ae *f.*: Blase, Harnblase. **vesicula**, ae *f.*: Bläschen, blasenförmiges Organ. **vesiculosus**, a, um: reich an Bläschen
vestibulär: zahnmed.: dem Vestibulum oris zugekehrt. **vestibularis**, e: zum Vestibulum, i.e.S. zum Gleichgewichtsorgan gehörend. **vestibulum**, i *n.*: Vorhof, Eingang, Vorhalle, Vorraum
vestigium, i *n.*: zurückgelassene Fußspur, Merkmal
Vibration *f.*: Schwingung, Beben, Erschütterung (vibro: schwingen, zittern, schütteln, schnurren). **vibrissae**, arum *f.*: Schnurrhaare; Haare im Nasenvorhof
villosus, a, um: mit Zotten, zottig. **villus**, i *m.*: zottiges Haar, Zotte
vinculum, i *n.*: Fessel
Virilisierung *f.*: Vermännlichung der Frau (virilis, e: männlich)
viscera, um *n.pl.*: Eingeweide. **visceralis**, e: die Eingeweide betreffend, den Eingeweiden aufliegend
viscosus, a, um: klebrig, zäh (viscum, i *n.*: Mistel, Vogelleim)
visuell: das Sehen betreffend (frz. visuel: Gesichts-, Seh-). **visus**, ūs *m.*: das Sehen, Gesichtssinn, Sehschärfe (video, vidi, visum: sehen)
Vitalismus *m.*: philosophische Lehre, nach der das organische Leben einer besonderen Lebenskraft (vis vitalis) zuzuschreiben ist (vita, ae *f.*: Leben; vis, viris *f.*: Kraft, Stärke)
vitellinus, a, um: zum Dotter, zum Dottersack gehörend (vitellus, i *m.*: Eidotter)
vitreus, a, um: gläsern

Vivisektion *f.*: operativer Eingriff am lebenden Tier (vivus, a, um: lebend; sectio, onis *f.*: Zerlegung)

vocalis, e: klangvoll, singend.
Vokalisation *f.*: 1. Veränderung der Aussprache, bei der ein Konsonant zu einem Vokal wird. 2. Ausstattung einer Konsonantenschrift mit Vokalzeichen. 3. das Lesen eines geschriebenen Textes. 4. Bildung und Aussprache der Vokale beim Singen

vola, ae *f.*: die Hohlhand

Volumen *n.*: Rauminhalt eines festen, flüssigen oder gasförmigen Körpers (volumen, inis *n.*: 1. Krümmung, Windung, Kreis, Umfang, Masse, Volumen. 2. Schriftenrolle, Buch)

voluntas, atis *f.*: Wille, Absicht

vomer, eris *m.*: Pflugschar, Pflug

vomitus, ūs *m.*: Erbrechen

vortex, icis *m.*: Wirbel, Strudel.
vorticosus, a, um: reich an Strudeln, Wirbeln

vulgaris, e: alltäglich, gewöhnlich

vulnus, vulneris *n.*: Wunde

vulva, ae *f.*: äußere weibliche Geschlechtsteile; Pudendum femininum (volva, ae *f.*: Gebärmutter)

Xerophthalmie *f.*: Austrocknung der Hornhaut des Auges (gr. xeros: trocken, dürr; ophthalmos *m.*: Auge)

xiphos *n.* (gr.): Schwert

Z (siehe auch unter C und K)

~**zele** *f.*: --bruch (gr. kele *f.*: Bruch)

zellulär: zellenähnlich, zellenartig, aus Zellen gebildet (cellula, ae *f.*: kleine Kammer, Zelle)

Zement *n.* (!), cementum, i *n.*: äußere Schicht, die die Zahnwurzel als Teil des Parodontiums bedeckt (s. cementum)

zentroazinär: im Zentrum eines Azinus gelegen

zephal: s. cephalicus

zervikal: zahnmed.: am Zahnhals (cervix, icis *f.*: Hals)

Zeugopodium: s. Acropodium (gr. zeugos *n.*: Gespann, Paar; i.S. des Knochenpaars in Unterarm und Unterschenkel)

Zirbel: Die Zirbelkiefer (*Pinus cembra*) ist ein Nadelbaum aus der Familie der Kieferngewächse (Pinaceae). Ihre aufrecht stehenden Zapfen ähneln in ihrer Form der Zirbeldrüse (Corpus pineale, Epiphysis cerebri)

zirkadian: einen biologischen 24-Stunden-Rhythmus aufweisend (circum: rings um; dies, ei *m.*: Tag)

Zirkannualrhythmus: Jahresrhythmus (annus, i *m.*: Jahr; gr. rhythmos *m.*: Takt, Regelmäßigkeit)

Zirkumduktion: Herumführung (circumduco, -duxi, -ductum: im Kreise herumführen)

Zirkumzision *f.*: 1. Beschneidung, Entfernung der Vorhaut des Penis. 2. Umschneidung eines Geschwürs (circumcido, cidi, cisum: ringsum abschneiden, beschneiden)

Zirrhose *f.*: chronische interstitielle Entzündung der Leber mit Bindegewebswucherung und nachfolgender Schrumpfung; gelbe Verfärbung durch Gallenfarbstoffe und Fett (gr. kirrhos: gelb)

Zölom *n.*: s. coelom

zonula, ae *f.*: dimin. v. zona, ae *f.*: Gürtel, Zone

zoon *n.* (gr.): Lebewesen, Tier

zoster, eris *m.* (gr.): Gürtel

Zyanose (Cyanosis) *f.*: blaurote Färbung infolge mangelnder O_2-Sättigung des Blutes (gr. kyaneos: blau)

zygomaticus, a, um: zum Jochbogen gehörend (gr.: zygoma, atos *n.*: Jochbogen). **zygon** *n.* (gr.): Joch, Steg, Paar

Zygote *f.*: befruchtete Eizelle mit mütterlichem und väterlichem Genom (diploider Chromosomensatz) (gr.: zeugnymi: vereinigen)

zymogen: Gärung bewirkend (gr. zyma *n.*: Sauerteig, Hefe, Gärung; -gen: erzeugend)

Zyste *f.*: s. kystis

zyto-, **-zyt**: Zelle s. cyto-, -cyt; kytos. **Zytoarchitektonik**: Strukturierung der Hirnrinde aufgrund zytologischer Merkmale (s. Architektonik). **Zytopempsis** *f.*: transzellulärer Stofftransport in Vesikeln (gr. pempsis *f.*: Aussendung, das Schicken). **Zytoplasma** *n.*: Zellleib um den Zellkern (gr. plasma *n.*: Gebilde). **Zytosol** *n.*: lösliche Bestandteile der Zelle (kytos: (hier) Zelle; solutum: das Gelöste). **Zytostatikum** *n.*: chem. Substanz, die die Kernteilung und Zellvermehrung hemmt (gr. stasis *f.*: Stillstehen). **zytotoxisch**: zellvergiftend, -schädigend (gr. toxon *n.*: Bogen, Pfeil, i.w.S. (Pfeil-)Gift)

www.ingramcontent.com/pod-product-compliance
Lightning Source LLC
Chambersburg PA
CBHW050531190326
41458CB00007B/1736
* 9 7 8 3 1 1 0 2 2 6 9 4 2 *